TANGNIAOBING YAOWU ZHUSHE LINCHUANG HULI GUANLI SHOUCE

糖尿病药物注射临床护理管理手册

主　编　邢秋玲　王晓云　刘素波

天津出版传媒集团

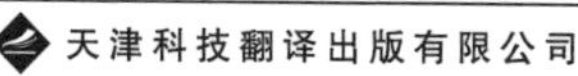

图书在版编目(CIP)数据

糖尿病药物注射临床护理管理手册/邢秋玲，王晓云，刘素波主编. —天津：天津科技翻译出版有限公司，2019.10

ISBN 978-7-5433-3972-9

Ⅰ. ①糖… Ⅱ. ①邢… ②王… ③刘… Ⅲ. ①糖尿病-注射-护理-手册 Ⅳ. ①R473.5-62

中国版本图书馆 CIP 数据核字(2019)第 210594 号

出　　版：天津科技翻译出版有限公司
出 版 人：刘子媛
地　　址：天津市南开区白堤路 244 号
邮政编码：300192
电　　话：(022)87894896
传　　真：(022)87895650
网　　址：www.tsttpc.com
印　　刷：高教社(天津)印务有限公司
发　　行：全国新华书店
版本记录：787mm×1092mm　32 开本　5 印张　80 千字
2019 年 10 月第 1 版　2019 年 10 月第 1 次印刷
定价：38.00 元

编者名单

主　编　邢秋玲　王晓云　刘素波

副主编　胡玉华　王美君　徐毅君

编　者　(按姓氏汉语拼音排序)

胡玉华　哈尔滨医科大学附属第四医院

李　菲　吉林大学第一医院

林　琳　首都医科大学附属北京朝阳医院

刘素波　石家庄市第一医院

欧　青　四川大学华西医院

齐丽丽　石家庄市中医院

沈小飞　杭州师范大学附属医院

王美君　天津医科大学朱宪彝纪念医院

王晓云　山西省人民医院

魏　巍　中国医科大学附属盛京医院

吴辽芳　中南大学湘雅医院

邢秋玲　天津医科大学朱宪彝纪念医院

徐晶晶　南京医科大学第一附属医院

(江苏省人民医院)

徐毅君　青岛大学附属医院
许洪梅　天津医科大学朱宪彝纪念医院
杨雪梅　解放军总医院第三医学中心
张丽娟　内蒙古自治区人民医院
郑　鑫　郑州大学第一附属医院
郑红英　安徽医科大学第一附属医院
郑会珍　山东大学齐鲁医院
周惠娟　苏州大学附属第一医院

前 言

目前,糖尿病的患病率逐年升高,并出现暴发性流行的严重趋势，已经成为威胁人类健康的主要疾病之一。在中国，约有60%的糖尿病患者通过药物(胰岛素、利拉鲁肽、艾塞那肽等)注射的方法来控制血糖。但据调查，由于部分临床护理人员对糖尿病药物注射规范和糖尿病相关知识的认知存在盲区,导致他们在临床实践和患者药物注射技能指导、管理等方面与标准存在一定的差距，进而在一定程度上影响患者临床治疗的效果或导致存在一定的安全隐患。因此,加强临床护理人员药物注射管理专业能力,提升他们的实践技能,规范对糖尿病患者药物注射临床管理变得至关重要。

《糖尿病药物注射临床护理管理手册》由天津医科大学朱宪彝纪念医院(原天津医科大学代谢病医院)、山西省人民医院、石家庄市第一医院、哈尔滨医科大学附属第四医院、南京医科大学第一附属医院和青岛大学附属医院等二十余家三级甲等综合性医院的护理同仁,结合多年临床护理工作经验加以整理和提炼编撰而成,旨在为临床护理人员糖尿病药物注射的操作技术和临床管理提供参考和依据,从而为患者提供高质量的糖尿病药物注射的临床护理技术。

本书共5章内容,第1章为绪论部分,介绍了糖尿病药物注射临床护理管理现状及重要性；第2章为糖尿病注射药物及工具选用原则，采用图文并茂的形式讲解了如何正确地选择药物注射工具及使用原则；第3章为糖尿病药物注射操作规范，运用文字、图片等方式生动地演示了操作过程，使读者一目了然；第4章为糖尿病药物注射常见问题及处理方法，从药物注射中可能出现的身体、心理、注射工具本身出现的异常这三方面指导读者如何进行处理，避免临床不良事件的发生；第5章为糖尿病药物注射临床护理管理，主要从管理者的角度出发，从专业人员管理和患者管理两方面入手指导临床实践。本书内容全面，讲解通俗易懂，实用性强，适用于各级医院内分泌专业护理人员阅读。

限于编者的能力和水平，本书难免有不妥之处，恳请读者给予指正。

目 录

第1章
糖尿病药物注射临床管理现状

目前,糖尿病是继心血管疾病、肿瘤之后的第三大慢性非传染性疾病[1],已成为严重威胁人类健康的世界性公共卫生问题[2]。国际糖尿病联盟最新报告指出,2017 年全球成人糖尿病患者约 4.25 亿,预计 2040 年将达到 6.42 亿,而中国糖尿病患者已达 1.14 亿[3,4]。对于1 型糖尿病患者和应用口服降糖药失效的2 型糖尿病患者,胰岛素治疗是实现良好血糖控制所必需的治疗手段[5,6]。据统计,中国有61.53%的糖尿病患者在使用胰岛素治疗[7],对于住院糖尿病患者,临床科室胰岛素使用率达93.0%[8]。

一、糖尿病药物注射知识不足、技术不规范现象普遍存在

通过药物注射可以控制血糖水平,而规范注射是治疗有效的保障。作为护理人员,掌握正确的注射方法及相关知识对控制患者血糖起着关键性作用[9]。然而,目前全球范围内不规范注射现象普遍存在,我国糖尿病患者的注射现状更是不容乐观[10]。有研究显示,国内负责糖尿病药物注射的人员中,护理人员占78.5%,但遗憾的是,这部分护理人员在糖尿病药物注

射知识及技能的掌握方面存在较大误区[11]。毛莉娅等[12]对上海市二级医院110名内科护士的胰岛素笔使用现状进行了调查,结果显示总体情况欠佳,尤其对正确拔针方法的知晓率仅占18.18%。在另一项研究中也发现,护士对糖尿病药物注射知识的掌握良好率参差不齐,为23.1%~83.5%,药物注射技术不规范率达18.0%~61.0%,非糖尿病专科护士的胰岛素注射技术规范率则更低[8,13-15]。毛玲等[15]对158名非糖尿病专科护士进行胰岛素笔注射操作技术考核,结果显示优良率仅为37.4%。

相比于专业人员,糖尿病患者自行药物注射也存在很多问题。2015年举办的“注射技术和治疗论坛及专家推荐(Forum for Injection Technique & Therapy Expert Recommendations,FIT-TER)”大会上公布了一组调查数据,数据来源于41个国家的13 298例糖尿病患者,其中,中国糖尿病患者3853例。在这些中国糖尿病患者中,约30%的患者注射部位伴有皮下脂肪增生,超过50%的患者甚至不了解其危害,还会频繁在该处注射,且重复使用针头的现象较为普遍[11]。陆晴等[16]对上海市社区300例自行注射胰岛素的糖尿病患者进行调查,发现药物注射技术普遍不规范,主要表现为重复使用针头现象严重、注射前核对剂量缺失、排尽空气执行率低、进针角度不正确、消毒行为及拔针不规范等。卢义芳[17]在对80例药物注射的老年糖尿病患者的调查中发现,该部分人群也存在药物注射缺陷的问题。

糖尿病药物注射知识不足、技术不规范将直接影响药物注射治疗的有效性,是血糖控制不良的重要原因,将会增加如视网膜病变、肾病等微血管病变和神经病变等并发症的发生[18]。调查显示，我国采用药物注射治疗的糖尿病患者中，糖化血红蛋白<7.0%的比例仅为27.04%，其中不规范注射是重要原因之一[19,20]，同时，糖尿病患者对药物注射知识掌握不足导致的治疗依从性较差也是药物注射治疗达标的重要障碍[20,21]。

二、国内外糖尿病药物注射教育培训管理现状

Jenhani 等[22]对87例接受药物注射治疗的患者进行分组健康教育，由全科医生和护士针对糖尿病的病因、药物注射和饮食等内容分3个阶段进行干预：第1阶段介绍患者之间相互认识，第2阶段就患者存在的问题进行讨论，第3阶段鼓励患者相互学习。6个月后，患者的糖化血红蛋白控制良好，抑郁情绪明显改善。Bendik 等[23]为45例门诊1型糖尿病患者提供调整胰岛素剂量的课程学习和小组讨论，并由糖尿病专家和营养师为其提供咨询服务，让患者学习和掌握相关的基本知识、注射技术、个体胰岛素需求的评估，以及如何依据自身情况调整胰岛素剂量。通过干预以及18个月的随访，患者的知识掌握情况和生活质量均有所提高，且血糖控制较平稳。Howorka 等[24]分阶段为门诊糖尿病患者提供3年全面、灵活调整胰岛素剂量方案的健康教育：第1阶段告知患者将接受胰岛素治疗；第2阶段进行营养、胰岛素疗效、个体方案等的基础教育；第3阶段进行灵活调整胰岛素剂量方案的培训；第4阶段接受患者的个体咨询，并为患者提供预防并发症的建议。通过这样的教育提高了患者的自

我效能感和对疾病的认知水平。Speight 等[25]的研究显示，采用正常饮食并调整胰岛素剂量的方案进行有关灵活掌握胰岛素注射剂量的课程学习，能够获得良好的长期血糖控制效果；经过 44 个月的随访，患者仍具有较好的生活质量。除此之外，还有一对一指导患者使用胰岛素笔等教育方法，均获得了良好的教育培训效果[26]。

在我国，糖尿病患者住院期间的药物注射治疗一般由护士完成，但考虑到出院后患者仍需自行药物注射，护士会对其进行相关的健康教育，指导他们掌握糖尿病药物注射的相关知识。杨泉等[27]采用自行编制的临床路径图，将糖尿病患者分 3 个阶段，以小组讨论和个体化相结合的方式进行糖尿病基础知识、药物注射技能方面的指导，并于患者出院后进行电话随访，显著提高了患者对药物注射的认知水平和使用依从性。陈远华等[28]将药物注射方法制作成注射程序卡片发放给患者，便于他们及时掌握药物注射方法，加强操作的规范性。对于长期行药物注射治疗的患者，在出院后也应加强药物注射的教育管理。姜丽英等[29]报道，医务人员组成小组，由责任组长和责任护士对出院 1 周的糖尿病患者进行家庭访视，了解其病情、药物注射和血糖仪使用情况，发放相关资料并给予指导，显著提高了患者药物注射的依从性。官淑琴等[30]报道，由主管医生和护士对出院患者进行家庭护理干预，建立由医生、护士和家庭成员各 1 名组成的家庭支持系统，其中家庭成员担任治疗监督员、记录员和协调员的角色，与医务工作者进行电话联络，给予患者支持并进行针对性的教育,指导其正确进行药物注射。该方法有效缓解了患者的心理问题,提高了患者治疗依从性。

目前看来,我国针对糖尿病药物注射开展的教育培训大多侧重于对药物注射方法的指导,而忽略对患者认知和自我管理方面的教育,患者使用注射药物的过程中存在的错误认知得不到及时纠正[18]。另外,国内糖尿病药物注射教育培训管理还存在以下不足:①教育形式局限,开展的各类糖尿病药物注射教育仍以说教为主,多数采取面对面授课的方式进行,虽有一定的成效,但未能做到真正意义上的推广;②教育效果难以维持,很多糖尿病患者在知晓了药物注射相关理论知识及技能后,在维持一段时间后,又会重蹈覆辙,依从性较差[31,32];③合格教育者的缺乏,就药物注射教育而言,应具有系统性、连贯性和重复性,教育者应由专科医生及护士担任。然而,许多调查显示,作为教育者的护士本身对药物注射知识和技能掌握得并不好,这在一定程度上制约了药物注射教育培训的发展[12,15,33];④对教育者培训范围过于局限,有调查显示,非糖尿病专科护士对注射药物知识及技能的掌握不如糖尿病专科护士,社区护士的情况更不尽如人意[33,34],这与他们平时缺乏这方面的教育培训有关。纵观国外糖尿病药物注射教育培训管理现状发现,国外对使用药物注射的糖尿病患者的教育培训具有以下5个特点:①普及面较广,不仅对住院患者进行教育,还为门诊和社区患者提供必要的指导;②教育内容较全面,不仅有胰岛素注射的指导,还有剂量调整、饮食等方面的指导;③教育多采用小组探讨的形式,分阶段进行;④教育者是不同学科的专业人员,包括医生、糖尿病专科护士和营养学专家等,相互配合为患者提供指导;⑤健康教育和随访的时间较长,至少为 6 个月。研究已证实,国外采用具体的教育培训管理方案对使用药物注射的糖尿病患者进行指导取得了良好的效果,以此可为国内糖尿病药物注射教育培训管理提供借鉴。

三、糖尿病药物注射临床管理模式

目前,许多护理专家已采用多种管理模式来提高护理人员药物注射能力。王芹等[35]研究指出,运用品管圈管理,非糖尿病专科护士胰岛素笔注射技能的规范率从 45% 提高到 83%。李艳萍[36]运用 PDCA 循环理论,成立糖尿病药物注射质量管理小组,以各项药物注射技术为教育内容,指导护士进行药物注射,提高了护士的糖尿病药物注射能力。戴莉敏等[37]采用带教老师分批分次在护理教研室进行技能培训的管理模式,明显提高了护士的糖尿病专项操作技能水平。梁志金等[38]采用格林管理模式对 93 名低年资护士进行药物注射规范化系统培训,有效提高了护士对糖尿病药物注射知识的掌握,规范了药物注射行为。罗宝萍等[39]使用时段培训法,让参加培训的护理人员可以在 5 个月内根据自己的时间灵活安排临床实践,最后进行操作考核,这个方法既可以保证护士灵活、高效地完成临床实践,又可以节省护士所在科室的人力资源。葛艳红等[40]使用看图对话工具对低年资护士进行管理培训,培训效果生动、显著。护理管理者一直试图寻找合适的管理方式来提高护理人员药物注射水平,进而加强糖尿病药物注射管理,但管理模式多样,并未形成统一。

医务人员和糖尿病患者对药物注射知识了解不足、操作技术不规范,反映出目前糖尿病注射人员培训和糖尿病健康教育管理方面仍有待完善,因此,加强糖尿病药物注射管理势在必行。注射人员对糖尿病药物注射知识掌握的扎实度、糖尿病药物注射技术的规范化以及有效的糖尿病药物注射质量管理模式的形成是其重要途径。因此,本书将从糖尿病药物注射相关知识、操作规范以及质量管理模式方面进行详细阐述,为广大读者提供借鉴和参考。

(徐毅君 张丽娟 郑红英 编著 许洪梅 校对)

参考文献

[1] Wang L, Gao P, Zhang M, et al. Prevalence and ethnic pattern of diabetes and prediabetes in China in 2013[J]. JAMA, 2017, 317(24): 2515-2523.

[2] 尤黎明,吴瑛. 内科护理学[M]. 北京:人民卫生出版社,2012:2.

[3] Ogurtsova K, da Rocha Femandes JD, Huang Y, et al. IDF Diabetes Atlas: Global estimates for the prevalence of diabetes for 2015 and 2040[J]. Diabetes Res Clin Pract, 2017, 128:40-50.

[4] International Diabetes Federation. IDF Diabetes Atlas, 8th edn. Brussels,

Belgium: International Diabetes Federation, 2017. http://www.diabetes-atlas.org

[5] Inzucchi SE, Bergenstal RM, Buse JB, et al. Management of hyperglycemia in type 2 diabetes: a patient-centered approach: position statement of the American Diabetes Association (ADA) and the European Association for the Study of Diabetes (EASD)[J]. Diabetes Care, 2012,35(6): 1364-1379.

[6] Dailey GE 3rd. Early insulin: all important therapeutic strategy[J]. Diabetes Care, 2005,28(1):220-221.

[7] Guo XH, Yuan L, Lou QQ, et al. A nationwide survey of diabetes education, self-management and glycemic control in patients with type 2 diabetes in China[J]. Chin Med J (Engl), 2012,125(23):4175-4180.

[8] Washington G, Wang-Letzkus MF. Self-care practices, health beliefs and attitudes of older diabetic Chinese Americans[J]. J Health Hum Serv Adm, 2009,32(3):305-323.

[9] 郭郁莲,黄文娟,刘智利. PDCA 循环管理在规范胰岛素注射技术中的应用[J]. 国际医药卫生导报,2017,23(18):2946-2948.

[10] 中华糖尿病杂志指南与共识编写委员会. 中国糖尿病药物注射技术指南(2016 年版)[J]. 中华糖尿病杂志,2017,9(2):79-105.

[11] 范恩芳,马英,贾芸. 我国胰岛素注射教育培训现状[J]. 护理研究,2017,31(27):3362-3363.

[12] 毛莉娅,邹碧霓. 上海市二级医院护士胰岛素笔使用相关知识掌握情况的调查[J]. 护理管理杂志,2012,12(11):781-782.

[13] 谢锦桃,刘军,伍远征,等. 2011 年美国糖尿病协会糖尿病诊疗标准执行纲要解读[J]. 中国全科医学,2011,14(6C):1993-1997.

[14]Toobert DJ, Glasgow RE. Assessing diabetes self-management: the summary of diabetes self-care activities questionnaire[M]. Amsterdam: Harwood Academic Publishers, 1994:351 -375.

[15]毛玲,李静,唐秀珍.非糖尿病专科护士笔式胰岛素注射操作考核成绩分析[J].护理学杂志,2015,30(17):45 -47.

[16]陆晴,李艳,王娜,等.社区糖尿病患者自行注射胰岛素的现状调查[J].上海护理,2013,13(6):5 -8.

[17]卢义芳.社区老年糖尿病患者胰岛素注射现状的调查分析[J].基层医学论坛,2015,19(31):4338 -4340.

[18]牛林艳,黄金.糖尿病患者胰岛素使用的问题及教育管理现状[J].中华护理杂志,2013,48(2):179 -181.

[19]陆菊明,纪立农,郭晓慧,等.中国2型糖尿病患者人胰岛素治疗状况调查的研究[J].中国糖尿病杂志,2013,21(9):803 -806.

[20]郭立新.改进胰岛素注射装置改善糖尿病管理[J].中华糖尿病杂志,2014,6(1):59 -60.

[21]郭晓蕙,纪立农,陆菊明,等. 2009年中国成人2型糖尿病患者口服降糖药联合胰岛素治疗后血糖达标状况调查[J].中华糖尿病杂志,2012,4(1):474 -478.

[22]Jenhani M, Gaha K, Nabouli R, et al. Effectiveness of patient education oil glycemic control in insulin treated patients in general practice[J]. Diabetes Metab, 2005,3l(5):376 -381.

[23]Bendik CF, Keller U, Mnriconi N, et al. Training in flexible intensive insulin therapy, improve quality of life decrease the risk of hypoglycaemia and ameliorates poor metabolic control in patients with type 1 diabetes [J]. Diabetes Res Pract, 2009,83(3):327 -333.

[24] Howorka K, Pumpla J, Dorotbea WN. Empowering diabetes out-patient with structured education: short-term and long-term effects of functional insulin treatment on perceived over diabetes [J]. J Psychosom Res, 2000,48(1):37-44.

[25] Speight J, Amiel SA, Bradley C, et al. Long-term biomedical and psychosocial outcomes following DAFNE (Dose Adjustment For Normal Eating) structured education to promote intensive insulin therapy in adults with sub-optimally controlled type I diabetes [J]. Diabetes Res Clin Pract, 2010,89(1):22-29.

[26] Kroon L. An analysis of patient acceptance and safety of a prefilled insulin injection device[J]. J Diabetes Technol, 2009,3(6):1439-1441.

[27] 杨泉,刘丽,诺云华,等. 临床路径在糖尿病患青使用胰岛素笔健康教育中的应用[J]. 护理学报,2006,13(12):51-53.

[28] 陈远华,农月稠,谭小燕,等. 注射程序在使用胰岛素笔患者中的应用[J]. 护士进修杂志,2008,23(1):79-80.

[29] 姜丽英,来燕勤. 家庭访视对出院糖尿病患者使用胰岛素笔的依从性影响[J]. 护理与康复,2010,9(5):442-443.

[30] 官淑琴,叶锦. 家庭护理干预对使用胰岛素笔糖尿病患者相关知识及治疗效果的影响[J]. 实用临床医学,2008,9(8):111-112.

[31] 周爱民,戴霞,陈思妍. 影响2型糖尿病患者胰岛素注射依从性因素的调查与评价[J]. 中国临床新医学,2012,5(5):460-461.

[32] 陈瑜. 社区健康教育对糖尿病患者治疗依从性的影响[J]. 基层卫生服务,2016(6):190-192.

[33] 廖坚,周依群,唐琦,等. 社区护士糖尿病知识掌握状况的调查分析[J]. 上海护理,2014,14(4):27-29.

[34]马英,范恩芳. 上海市远郊社区护士胰岛素注射相关知识及技能掌握情况[J]. 职业与健康,2016,32(14):1980-1983.

[35]王芹,沈慧,程玲,等. 品管圈管理对非内分泌科护士胰岛素笔注射知识技能规范率的影响[J]. 中国医药指南,2013,11(33):284-286.

[36]李艳萍. PDCA 循环在心内科胰岛素注射质量管理中的应用[J]. 国际护理学杂志,2014,33(11):3222-3223.

[37]戴莉敏,宋丽敏,方英,等. 应用操作视频提升临床糖尿病专项护理技能的实践及效果[J]. 中国护理管理,2012,12(8):75-77.

[38]梁志金,刘晓芳,黄艳格. 格林模式培训促进低年资护士胰岛素规范化注射行为[J]. 护理学杂志,2014,29(23):55-57.

[39]罗宝萍,侯文利,孙博. 时段培训法在胰岛素注射技术培训中的应用效果[J]. 齐鲁医学杂志,2016,31(1):95.

[40]葛艳红,赵洪俊,何文英. 看图对话工具在低年资护士糖尿病教育培训中的应用[J]. 科技风,2015(1):167-169.

第2章
糖尿病注射药物及工具选用原则

一、注射药物

(一)注射药物种类及作用特点

目前,用于治疗糖尿病的注射药物主要有胰岛素及其类似物、胰高血糖素样肽1(GLP-1)受体激动剂两大类。前者根据药代动力学特点可以分为以下几类:超短效(速效)胰岛素、短效(正规)胰岛素、中效胰岛素、长效胰岛素制剂(包括长效胰岛素和长效胰岛素类似物)和预混胰岛素制剂(包括预混胰岛素和预混胰岛素类似物)[1]。而后者GLP-1受体激动剂属于肠促胰素类药物,通过激动GLP-1的受体发挥降糖作用。肠促胰素是一种能够刺激胰岛素分泌的激素,经食物刺激后由肠道细胞分泌入血,其引起的胰岛素分泌能力占全部胰岛素分泌量的50%~70%,且刺激胰岛素分泌的作用具有葡萄糖浓度依赖的特点[2]。作为临床护理人员,应熟知糖尿病几种注射药物的特点、应用原则、使用方法和方式,以及常见不良反应,这样才能避免临床护理差错,更好地开展工作。

1.超短效胰岛素

(1)临床常见类型

1)门冬胰岛素注射液(商品名:诺和锐)[3]　本品中人胰岛素氨基酸链B28位的脯氨酸由天冬氨酸代替,所以本品形成六聚体的倾向与可溶性人胰岛素相比,皮下吸收速度更快,作用时间更短。本品为无色澄明液体,规格是3mL:300单位/支(笔芯),3mL:300单位/支(预填充笔)。可供皮下注射、胰岛素泵给药、静脉给药。由于本品起效快速,一般需紧邻餐前注射,如有必要,可于餐后立即给药。腹部皮下注射后,10~20 min内起效,最大作用时间为注射后1~3 h,降糖作用可持续3~5 h。本品剂量因人而异,应由医生根据患者病情决定,一般与至少每天1次中效胰岛素或长效胰岛素合并使用。在使用胰岛素泵输注该品时,不能与其他胰岛素混合使用。患者使用该品时发生的不良反应主要与剂量相关,且与胰岛素药理学作用有关。与其他胰岛素制剂相同,低血糖是该品治疗中最常见的不良反应。餐后立即运动会增加低血糖的风险,漏餐或进行无计划、高强度的体力活动也会导致低血糖。该品中含有间甲酚,在罕见情况下可能引起过敏反应,运动员慎用。本品可用于妊娠期女性,对妊娠期女性或胎儿/新生儿的健康无不良反应,建议患有糖尿病的女性在妊娠期间和计划妊娠时采用强化血糖控制并进行监测。胰岛素需要量在妊娠早期通常减少,在妊娠中期和晚期逐渐增加;分娩后胰岛素的需要量迅速恢复至妊娠前的水平,因此需进行药物剂量调整。不限制哺乳期女性使用该品治疗，但治疗剂量可能需要做相应的调整。

2）赖脯胰岛素注射液（商品名：优泌乐）[4] 本品是采用基因重组技术生产的人胰岛素类似物，是将胰岛素B链上第28位和第29位氨基酸互换而产生的。本品溶液透明无色，如溶液混浊、变浓、略微带有颜色或其中发现固体颗粒，则不能使用。优泌乐规格是3mL:300单位/支（笔芯）。可供皮下注射、胰岛素泵给药和静脉给药。赖脯胰岛素的药代动力学表明，它是一种吸收迅速的化合物，注射后约15 min起效，30～70 min达到血液高峰浓度，降糖作用持续2～5 h，也可以安排在紧邻进餐的时间给药，必要时也可以在餐后立即给药。临床试验表明，与可溶性人胰岛素相比，赖脯胰岛素降低餐后高血糖的效果更好。根据医生的建议，优泌乐可以与长效的人胰岛素或口服磺胺类药物联合使用。低血糖是使用本品最常见的不良反应。此外，偶尔可见局部过敏反应。大量妊娠期暴露数据表明，赖脯胰岛素对妊娠、胎儿及新生儿无不良反应，妊娠早期需要量往往降低，而妊娠中期和晚期需要量往往增加，因此，应告知糖尿病患者，如已妊娠或计划妊娠，需告知医生。目前，尚不清楚赖脯胰岛素是否会向乳汁中大量分泌。尚缺乏优泌乐在中国儿童临床研究的数据，其有效性和安全性在中国儿童中尚未验证。

3）谷赖胰岛素（商品名：艾倍得）[5] 谷赖胰岛素是一种重组人胰岛素类似物，人胰岛素B3位点上的天冬氨酸为赖氨酸所置换，而B29位点上的赖氨酸为谷氨酸所置换，使得谷赖胰岛素能够更快地被吸收。本品为无色透明液体，规格是3mL：300单位/支(预填充笔)。本品的作用是以单位计的，这些单位是本品专用的，与用于表述其他胰岛素类似物作用的国际单位不同。谷赖胰岛素与常规人胰岛素是等效的，但起效更快，并且作用时间更短。健康志愿者和糖尿病患者(1型或2型)的药代动力学研究表明，与常规人胰岛素相比，谷赖胰岛素的吸收速度约为常规人胰岛素的2倍，其峰浓度也约为常规人胰岛素的2倍，即比常规人胰岛素早2 h达到降血糖的效果。本品可供皮下注射或胰岛素泵给药，应在餐前0~15 min内或餐后立即给药，可按照与中效或长效胰岛素或基础胰岛素类似物联合使用的方案给药，也可联合口服降糖药使用[6]。低血糖也是谷赖胰岛素最常观察到的不良反应。本品在妊娠期女性中的使用尚缺乏足够的数据，是否通过人乳汁排泄尚不清楚。一般来说，胰岛素不能进入乳汁，也不会口服吸收。由于数据有限，儿童患者使用本品的安全性和有效性尚待评估。

(2)作用特点

起效时间快，一般10~20 min起效，作用时间短，可紧邻餐前注射，必要时可于餐后立即注射。可选择腹部、大腿、上臂和臀部注射，注射后吸收速率不受部位影响。用于静脉给药时，输注液置于聚丙烯输液袋中，输液系统在室温下可保持稳定24 h(诺和锐)至48 h(优泌乐)[3,4]。

2.短效胰岛素

(1)临床常见类型

1)动物源胰岛素[1] 胰岛素注射液(商品名:万苏林 R),可供皮下注射和静脉给药。

2)基因重组人胰岛素[7] 生物合成人胰岛素(商品名:诺和灵 R)、重组人胰岛素注射液(商品名:优思灵 R、重合林 R)、基因重组人胰岛素(商品名:优泌林 R)和常规重组人胰岛素注射液(商品名:甘舒霖 R),可供皮下注射、胰岛素泵给药和静脉给药。

(2)作用特点

起效时间 15~60 min,可于餐前 20~30 min 注射。在腹部吸收速度较快,故皮下注射时首选腹部。可应用于妊娠期和哺乳期女性及儿童[8]。

3.中效胰岛素

(1)临床常见类型

1)动物源胰岛素 低精蛋白锌胰岛素注射液(商品名:万苏林)[3,5],是采用经层析纯化的高纯度猪胰岛素和适量的硫酸鱼精蛋白配制而成的中性无菌混合液,规格是 10mL:400 IU。每 100 IU 胰岛素混悬液内含硫酸鱼精蛋白 0.3~0.6 mg,含锌 0.04 mg。本品为白色或类白色的混悬液,振摇后能均匀分散,可供皮下注射,用于轻、中度糖尿病患者。皮下注射后吸收缓慢而均匀,于 2~4 h 开始起效,8~12 h 达高峰,作用可持续 18~

24 h。每天早餐前30～60 min皮下注射1次,有时需于晚餐前再注射1次,剂量根据病情而定。该品如与普萘洛尔(心得安)、保泰松等药同用,或与口服降糖药合用,可加强降血糖作用。本品引起低血糖多发生于药效高峰时,较正规胰岛素发生低血糖症状迟,故应注意。

2)人胰岛素　低精蛋白生物合成人胰岛素(商品名:诺和灵N)、低精蛋白锌重组人胰岛素(商品名:优泌林N)和精蛋白重组人胰岛素注射液(商品名:甘舒霖N、重合林N、优思灵N)[1,3,4],可供皮下注射。

(2)作用特点

呈混悬液状态,起效时间1.5～3.0 h,持续作用13～24 h,注射后5～7 h达到作用峰值[9]。大剂量注射时可导致低血糖。为避免夜间低血糖发生,单用中效胰岛素应尽量于睡前给药,避免在晚餐时给药。可在腹部、大腿、上臂和臀部皮下注射。与其他给药部位相比,经大腿皮下给药吸收过程更加缓慢且稳定,故注射部位首选大腿。考虑到低血糖的风险,必须严格避免肌内注射。本品可应用于妊娠期和哺乳期女性及儿童[10]。

4.长效胰岛素及其类似物

(1)临床常见类型

1)动物源胰岛素　精蛋白锌胰岛素注射液[3],是一种长效动物胰岛素制剂,含有鱼精蛋白与氯化锌的胰岛素(猪或牛)的灭菌混悬液，每 100 IU 中含鱼精蛋白 1.0～1.5 mg、锌 0.20～0.25 mg。本品为白色或类白色的混悬液，静置后分层，振摇后沉淀均匀分散，分层消失，供皮下注射，不能用于静脉注射。规格是 3 mL:300 IU。本品于早餐前 30～60 min 皮下注射，起始治疗每天 1 次，每次 4～8 IU，根据血糖和尿糖变化调整维持剂量。有时需于晚餐前再注射 1 次，剂量根据病情而定，一般每天总量为 10～20 IU。与短效胰岛素合用时，开始时短效胰岛素与本品混合用的剂量比例为(2～3):1，剂量根据病情而调整。当与短效胰岛素混用时，应先抽取短效胰岛素，后抽取本品。当与糖皮质激素、促肾上腺皮质激素、胰高血糖素、雌激素、口服避孕药、甲状腺素、肾上腺素、噻嗪类利尿剂、二氮嗪、β2－受体激动剂、H2－受体阻滞剂、钙通道阻滞剂、可乐定和苯妥英钠等合用时，可升高血糖浓度，应调整这些药品或胰岛素的剂量。

2)胰岛素类似物[4]　地特胰岛素(商品名:诺和平)、甘精胰岛素注射液(商品名:来得时、长秀霖)，均为无色澄明溶液，其作用平缓且作用持续时间长，应该每天 1 次在固定的时间皮下注射给药，切勿静脉注射。必须对预期的血糖水平以及降糖药的剂量和给药时间进行个体化确定及调整。当患者体重或生活方式变化、胰岛素给药时间改变或出现容易发生低血糖或高血糖的情况时，可能需要调节剂量。应谨慎进行胰岛素剂量的调整，并严格遵医嘱用药。本品尚无治疗妊娠期或哺乳期女性的临床经验。

(2)作用特点

提供基础胰岛素水平,没有或仅有小的药理/生理作用峰,注射后2~4 h开始起作用,持续作用达24~30 h[11]。注射与进餐无关,可选择每天同一时间注射。胰岛素在大腿和臀部的吸收速度较慢,因此,基础胰岛素的首选注射部位是大腿和臀部。仅可应用皮下注射,考虑到低血糖的风险,必须严格避免肌内注射[10]。

5.预混胰岛素及其类似物

(1)临床常见类型

1)动物源胰岛素　精蛋白锌胰岛素注射液30R(商品名:万苏林30R),是短效和中效猪胰岛素混合物的混悬液,含有30%中性猪胰岛素和70%低精蛋白锌猪胰岛素。本品是白色或类白色混悬液,静置后分层,振摇后沉淀均匀分散,分层消失。规格为3mL:300 IU,用于皮下注射,不能用于静脉注射。当与糖皮质激素、促肾上腺皮质激素、胰高血糖素、雌激素、口服避孕药、甲状腺素、肾上腺素、噻嗪类利尿剂、二氮嗪、β2-受体激动剂、H2-受体阻滞剂、钙通道阻滞剂、可乐定和苯妥英钠等合用时,应调整这些药品或胰岛素的剂量[1,3,4,9]。

2)人胰岛素　精蛋白生物合成人胰岛素注射液(商品名:诺和灵30R、诺和灵50R)、精蛋白锌重组人胰岛素混合注射液(商品名:优泌林70/30)、精蛋白重组人胰岛素注射液(商品名:重和林M30)、30/70混合重组人胰岛素注射液(商品名:甘舒霖

30R)、50/50混合重组人胰岛素注射液(商品名:甘舒霖50R)、精蛋白重组人胰岛素混合注射液30/70(商品名:优思灵30R)、精蛋白重组人胰岛素混合注射液50/50(商品名:优思灵50R),可供皮下注射[3,4,12]。

3)胰岛素类似物　门冬胰岛素30注射液(商品名:诺和锐30)、门冬胰岛素50注射液(商品名:诺和锐50)、预混精蛋白锌重组赖脯胰岛素25(商品名:优泌乐25)、预混精蛋白锌重组赖脯胰岛素50(商品名:优泌乐50),可供皮下注射[1,3,10]。胰岛素类似物更接近生理治疗,将最大限度地将血糖控制在正常范围内,峰效时间与餐后血糖峰值同步,可以更好地控制餐后血糖,且不易引起低血糖的发生,尤其是显著减少夜间低血糖的发作。注射部位的药物吸收较稳定,个体内的变化以及个体间的差异较小,吸收的变异度明显改善,而且减少了因人胰岛素注射剂量较大而在皮下形成储存,导致的疗效与持续时间难以预计的现象。

(2)作用特点

预混胰岛素为中效胰岛素和短效或超短效胰岛素按照一定比例配成的混合制剂,每天早餐前、晚餐前或三餐前注射。临床建议早餐前注射预混制剂时,首选注射在腹部,以加快短效胰岛素吸收,便于控制早餐后血糖波动;晚餐前注射时,首选注射在大腿或臀部皮下,以延缓中效胰岛素的吸收,减少夜间低血糖的发生[9]。

6. GLP-1 受体激动剂

GLP-1 受体激动剂可分为短效和长效两大类。短效制剂，如艾塞那肽和利司那肽，每天2次皮下注射，注射后药物在体内的半衰期约为2 h，具有非常显著的降低餐后血糖的疗效，但对空腹血糖影响有限。长效 GLP-1 受体激动剂包括利拉鲁肽、度拉鲁肽和索玛鲁肽等，此类药物使空腹和餐后血糖均降低。

2型糖尿病的高血糖是多种病理缺陷共同作用的结果。GLP-1受体激动剂和基础胰岛素这两种药物，能以互补的方式分别纠正其中的大部分病理缺陷。基础胰岛素能增强以骨骼肌为主的外周组织中的葡萄糖摄取，同时在肝脏抑制肝糖原生成，因此，其主要作用于空腹和餐前高血糖。GLP-1 受体激动剂的作用机制有多种，包括葡萄糖依赖的刺激胰岛素分泌，抑制餐后胰高血糖素分泌（糖尿病患者的餐后胰高血糖素分泌往往不被抑制甚至反常升高），延缓胃排空，以及在中枢神经系统诱导产生饱腹感，从而减轻体重。GLP-1 受体激动剂的这些作用机制主要引起餐后血糖降低。由此可见，GLP-1 受体激动剂是基础胰岛素最佳的联合用药选择。与基础胰岛素加速效胰岛素方案相比，加用 GLP-1 受体激动剂的降血糖效果相似甚至更好，低血糖风险更低，还能显著减轻体重[13,14]，但其恶心、呕吐和腹泻等胃肠道不良反应常见。虽然有部分患者因不良反应而停药，但这些不良反应多为轻至中度，多在治疗的早期发生，且能随时间推移逐渐缓解，故临床工作中，应对患者的这些不良反应进行监测。

(1)临床常见 GLP－1 受体激动剂

1)以 exendin－4 为基础的 GLP－1 受体激动剂[15] 药物有艾塞那肽,艾塞那肽是从蜥蜴唾液中分离出的 GLP－1 类似物——肠促胰素类似物(exendin－4)的人工合成品,由 39 个氨基酸组成,与人 GLP－1 有 53% 同源性,因其 N 端第二个氨基酸由甘氨酸替代丙氨酸,不被人 DPP－4 降解,具有更长的半衰期和较强的生物活性。本品为无色澄明液体,当溶液中有颗粒、混浊或变色时不得使用。本品用于改善 2 型糖尿病患者的血糖控制,适用于单用二甲双胍、磺胺类以及二者联合使用时血糖仍控制不佳的患者。皮下注射使用,目前尚缺乏静脉或肌内注射的安全性和有效性资料。其起始剂量为每次5 μg,每天 2 次,在早餐和晚餐前 60 min 内(或每天的两顿主餐前,给药间隔约 6 h 或更长)皮下注射,不应在餐后注射本品。在治疗 1 个月后,剂量可增加至每次 10 μg,每天 2 次。在二甲双胍治疗的基础上加用本品时,可继续使用二甲双胍的目前剂量,因为合用本品发生低血糖而需要调整二甲双胍剂量的可能性较小。在磺胺类治疗基础上加用本品时,应考虑减少磺胺类药物的剂量,以降低低血糖发生的风险。

2)以天然人 GLP－1 为基础的 GLP－1 受体激动剂 与人 GLP－1 具有更高的同源性,免疫原性更低。药物有利拉鲁肽和度拉鲁肽,为无色或几乎无色的澄明等渗液,用于成人 2 型糖尿病皮下注射,不可静脉或肌内注射。适用于单用二甲双胍或磺胺类药物可耐受剂量治疗后血糖仍控制不佳的患者,不得用于 1 型糖尿病患者或用于治疗糖尿病酮症酸中毒[16]。与二甲双胍联合用药时，无须改变二甲双胍的剂量；与磺胺类药联合用药时，应考虑减少磺胺类药物的剂量以降低低血糖的风险。临床试验期间常见的不良反应为胃肠道不适，恶心和腹泻非常常见，呕吐、便秘、腹痛和消化不良常见，上述不良反应通常在治疗持续数天或数周内减轻。头痛和上呼吸道感染也是常见不良反应。利拉鲁肽的起始剂量为每天0.6 mg，至少1周后，剂量可增加至1.2 mg，推荐每天剂量不超过1.8 mg。目前尚无本品用于妊娠期女性的充分数据，由于缺乏相关数据，不推荐本品用于18岁以下儿童和青少年。

3）重组人胰高血糖素类多肽－1(7－36) 通过基因工程技术获得，其活性成分的氨基酸序列与人体内GLP－1相同，药物有贝那鲁肽，于三餐前5 min皮下注射。

(2)作用特点

GLP－1受体激动剂以葡萄糖浓度依赖的方式增强胰岛素的生物合成和分泌；刺激β细胞的增殖和分化，抑制β细胞凋亡，从而增加胰岛β细胞数量；抑制胰高血糖素的分泌，抑制食欲及摄食，延缓胃内容物排空等。这些功能都有利于降低餐后血糖，并使血糖维持在恒定水平。GLP－1受体激动剂可降低糖化血红蛋白、血脂、体重和血压等[13,14]。

GLP－1受体激动剂仅用于皮下注射，其药代动力学未见部位特异性，注射后吸收速率不受部位影响，因此，可在任何常规注射部位进行注射，如腹部、大腿、上臂和臀部等，注射时应遵循胰岛素注射相关要求[10,13,14]。不得应用于妊娠期和哺乳期女性、儿童及青少年。

(二)糖尿病注射药物保存方法

1.胰岛素的保存方法

近年来,越来越多的糖尿病患者在使用胰岛素治疗糖尿病。如何妥善保存胰岛素是一个值得注意的问题,一旦储存不当,很有可能造成胰岛素的失效,延误病情的治疗。不同品牌胰岛素的有效期和储存要求不尽相同,须参照各自产品说明书保存。无论是未使用的胰岛素还是正在使用的胰岛素,超出有效期或使用期限必须丢弃,切勿使用。

胰岛素为蛋白质类激素,其保存对温度的要求较为严格。适宜的胰岛素保存温度为 2℃~8℃,未开封的胰岛素可以放置于冰箱冷藏室靠近冰箱门的位置保存(建议:冰箱内配有温度计,温度保持在 2℃~8℃)。在这种环境下,胰岛素的生物学活性可以保持 2~3 年。

胰岛素保存的注意事项:

(1)正在使用的胰岛素应在室温下保存

启封的瓶装胰岛素、胰岛素笔芯(注射针头刺穿橡胶塞后)可在一般室温下(20℃左右,不超过 30℃)保存 28 天。这个时间足以让绝大多数患者安全用完一整瓶或一整支胰岛素。正在使用的胰岛素不建议冷藏保存,这是由于室温时胰岛素产品的稳定性更好,更容易混匀,也使得胰岛素注射更加舒适,而反复的温度高低变化会影响胰岛素的效能[17]。

(2)胰岛素不可放置于高温环境

温度过高会影响胰岛素的稳定性和有效性。高温时,胰岛素因蛋白质发生变性,可能形成某些沉淀或丝状纤维,因此,胰岛素保存时应避免受热及阳光照射,远离受到阳光直射的窗台,能够产生热量的电脑、电视机、电饭锅和暖气等[18]。患者有必要在每次使用前肉眼检查胰岛素的外观和性状,如发现外观异常则应停止使用。

(3)低温对胰岛素的不良影响

温度过低时,胰岛素因蛋白质凝固变性,形成结晶体而失效,因此,不能将胰岛素置于2℃以下的环境中。

胰岛素如果冷冻结冰会变性,从而失效,即使解冻也不可再使用,所以,胰岛素绝不能冷冻。一旦发现胰岛素已经结冰,则应丢弃,换用新的胰岛素,以免造成血糖不可控制地增高。

需要提醒患者,在使用冰箱储存胰岛素时,避免将胰岛素置于冷冻层中[19]。同时,尽量不要将胰岛素紧贴冰箱的内壁,因为有些冰箱的内壁温度较低,容易导致胰岛素结冰。从冰箱中取出一支新的胰岛素,需注意观察有无结冰现象,以免不经意间使用已经失效的胰岛素[17,18]。另外,也需要经常检查冰箱的温度。

(4)特殊环境下的保存

在盛夏外出旅游时,携带胰岛素应避免过冷、过热及反复震荡,最好能随身携带一个保温盒/袋。乘坐飞机旅行时,胰岛素和其他降糖药物应装入患者随身携带的包中,千万不可随行李托运,因托运舱温度过低或过高都会使胰岛素变性[17]。见图 2.1。

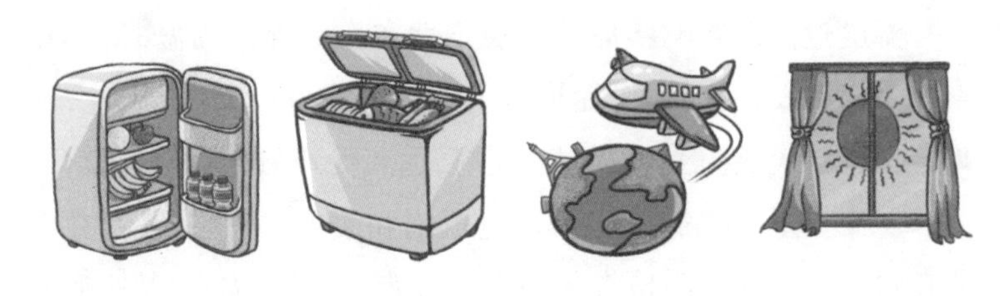

图 2.1

2.胰岛素静脉给药时保存方法

供静脉给药使用的胰岛素可加入生理盐水或 5% 葡萄糖或含 40 mmol/L 氯化钾的 10% 葡萄糖溶液中静脉输注,浓度为 0.05~1.00 U/mL,输液系统在室温下可保持稳定 24 ~ 48 h。供静脉给药使用的胰岛素启封后,随着时间的延长以及保存温度的升高,细菌培养的阳性率及菌落数量呈上升趋势,因此临床使用时要在 7 天内使用完,并且尽量保存在低于 25℃ 环境中[20]。但是以上标准目前尚缺乏足够的循证医学证据支持,有待更多的数据考证。

3. GLP - 1 受体激动剂的保存方法

各种 GLP - 1 受体激动剂的保存方法应严格按照说明书来保存。

一般来说,GLP - 1 受体激动剂应冷藏于 2℃ ~ 8℃ 冰箱中(勿接近冰箱的冷冻室),不可冷冻。使用后,需在不超过 30℃

环境中盖上笔帽避光保存，有效期为1个月。应告知患者，贮藏GLP－1受体激动剂的笔芯时，切勿安装注射针头，并在每次注射后按照要求丢弃注射针头，从而保证给药准确性，避免污染和感染的发生[14]。

二、注射工具

如今，胰岛素注射工具的发展呈现出多元化、快速的趋势，从最传统的胰岛素注射器到胰岛素笔的大量应用，再到无针注射器的发明与发展，糖尿病患者对注射工具的选择越来越多样。在为患者选择注射装置时，除根据患者个人喜好和需要来进行选择之外，还应特别关注那些视力不佳、手灵活性欠佳或混合胰岛素有困难的患者，此外，还应根据实际情况和各种注射装置的优缺点来选择合适的注射装置[1,5]。

（一）胰岛素专用注射器

1.概念

胰岛素专用注射器为一次性使用产品，每支规格为1mL，型号分两种：一种为40 IU/mL，应用于400 IU/10mL规格的瓶装胰岛素；一种为100 IU/mL，应用于300 IU/3mL规格的胰岛素笔芯[3,10]。

2.优势

价格低廉，刻度直接标识为IU（单位），无须换算。无效腔较少，可确保计量准确，节约胰岛素，可按需混合胰岛素。

3.缺点

需在每次注射前抽吸胰岛素,携带和注射较为不便。此外,由于需要与胰岛素瓶塞配套,目前最短的针头长度为6 mm,针头较长,疼痛感较强。

4.指南推荐[10]

(1)抽吸胰岛素前,先将注射器吸入体积与胰岛素剂量相当的空气,然后将空气注入胰岛素瓶内,使胰岛素更易抽取,以免抽取胰岛素时产生气泡,影响抽取胰岛素剂量的准确性。

(2)若注射器内有气泡,可针尖向上轻轻敲打注射器针筒,使气泡积聚于注射器内的药液表面,然后推动内塞排出气泡。

(3)与胰岛素注射笔不同的是,注射器内塞推压到位即可拔出,无须在皮下停留10 s。

(4)注射器只能一次性使用。

值得注意的是,自行混合两种剂型胰岛素时,如前所述,必须先抽吸短效胰岛素,再抽吸中效或长效胰岛素。如果顺序颠倒,则会把中效或长效胰岛素混入短效胰岛素瓶内,该瓶短效胰岛素则不能再继续使用[21]。此外,需注意注射角度,角度偏大,易将药液注射至肌肉组织,引发低血糖。

(二)注射笔及笔用针头

1.注射笔概念

注射笔是一种笔型的注射装置,分为特充注射笔和笔芯可更换的注射笔，配合胰岛素注射笔用针头使用。

(1)特充注射笔

为一次性使用，预充一定量胰岛素注射药物的一次性注射装置，一般为3 mL(内含300 IU胰岛素)，无须更换笔芯，药物用完后废弃。

主要代表药物包括甘精胰岛素注射液、谷赖胰岛素注射液、艾塞那肽注射液和利拉鲁肽注射液等。以来得时特充笔为例。

优点：剂量可精确到1个单位，剂量纠正简单，可直接回调；无须安装和更换笔芯，直接安装针头即可使用，操作更加简单。

使用方法：直接安装针头，按照规范胰岛素注射方法注射。

(2)笔芯可更换的注射笔

由注射笔和笔芯构成，笔芯中的胰岛素一旦用完，可更换新的笔芯，注射笔可以重复使用。

目前国内市场上胰岛素笔有诺和笔(丹麦诺和诺德公司)、优伴笔(美国礼来公司)、来得时笔(法国安万特公司)和东宝笔(中国通化东宝公司)[22,23]。胰岛素笔必须使用该厂家生产的配套胰岛素笔芯。不同胰岛素笔的使用方法也存在一定差异，在指导患者正确使用注射笔时，医护人员应查阅所用器械的说明书。

1）诺和笔4及诺和笔5（图2.2）

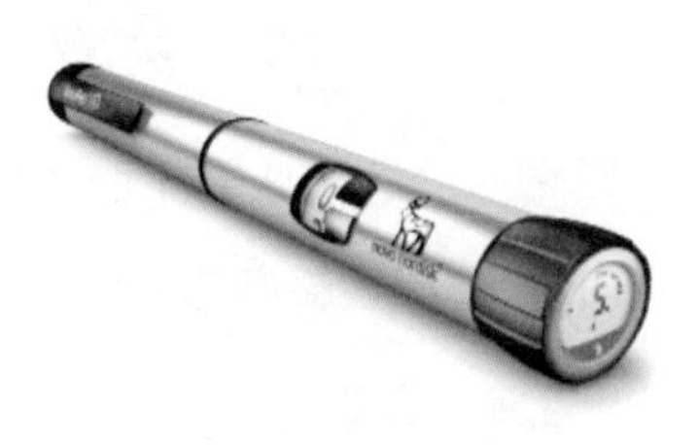

图2.2

诺和笔4的优点：

①更准确，所调剂量不会超过笔芯中剩余的剂量，剂量可精确到1个单位；

②更清楚，剂量调节窗更大，读数更清晰；

③更简便，剂量纠正可直接回调，且笔芯更换更容易；

④更有信心，“咔嗒”提示音提醒注射完毕。

安装笔芯：将笔帽拔出，把笔芯架旋开→如果活塞杆尚未被推回，用手指直接按压活塞杆顶部，直至活塞杆不能移动，此时会听到或感受到“咔嗒”一声→将笔芯插入笔芯架，颜色代码帽一端先放入，再轻轻将笔芯架卡到笔身上，直至听到或感觉到“咔嗒”提示音→按照胰岛素注射方法注射胰岛素[24]。

诺和笔5的优点：相对于诺和笔4，诺和笔5在笔的顶部增加了液晶显示窗口及记忆功能，能够记忆上次胰岛素注射大概时间及注射剂量。

2）东宝笔（图2.3）

东宝笔的优点：

①安装简单;

②可将剂量精确到1个单位,保证剂量的准确性;

③修正注射剂量时,可逆时针调整剂量调节按钮。

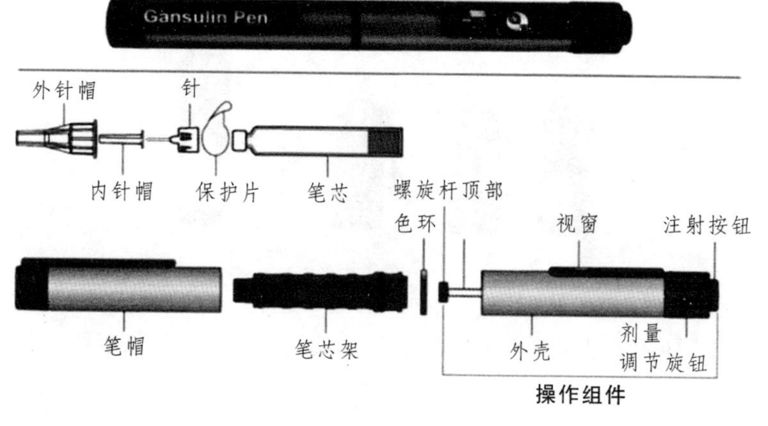

图2.3

使用方法:将笔帽拔出,把笔芯架旋开→如果活塞杆尚未被推回,则反转使螺旋杆退入笔体内→将笔芯插入笔芯架,金属帽一端朝前,再轻轻将笔芯架拧到笔体上→按照胰岛素注射方法进行注射[25]。

3)优伴经典笔(图2.4)

优伴经典笔的优点:

①简便精准,更换笔芯方便,放大的计量窗使读数更清晰,每调整1个单位,都会发出声音提示;

②剂量纠正简单,只需反向回调即可;

③可靠耐用,金属质地保证了品质的持久稳固。

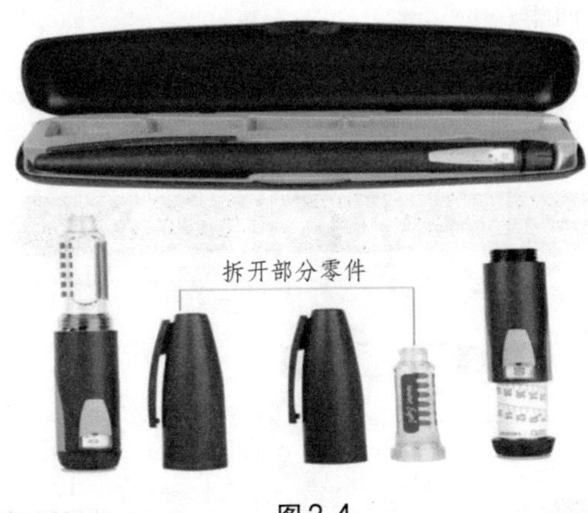

图2.4

使用方法：将笔帽拔出，将笔芯架旋开→如果活塞杆尚未被推回，用手指直接按压活塞杆顶部，直至活塞杆不能移动→将笔芯插入笔芯架，颜色代码帽一端先放入，再轻轻将笔芯架卡到笔身上→按照胰岛素注射方法注射胰岛素[24, 25]。

(3)胰岛素注射笔

1)优点　胰岛素注射笔上标有剂量刻度，剂量更加精确，其使用的针头非常细小，注射疼痛感小，能减轻患者心理负担。此外，胰岛素注射笔免去繁琐的胰岛素抽取过程，操作简单，使用方便，便于携带，适合一日多次的胰岛素治疗方案，患者易于接受。

2)缺点　不同品牌的胰岛素笔仅匹配本品牌胰岛素，不能通用；每次更换针头，有一定的经济费用，由于不同的胰岛素不能被混用，使用不同类型的胰岛素时，不能自由配比，具有一定的局限性。

值得注意的是,患者之间绝对不能共用胰岛素注射笔的笔芯[26]。有时肉眼可观察到血液反流入笔芯的情况,在这种情况下,如果笔芯被另一位患者使用,会增加传染性疾病传播的风险。对于那些肉眼观察不到的微量血液,由于其风险不易察觉而更加令人担心。因此,即使一支胰岛素注射笔芯仅使用过 1 次,也有通过生物组织污染的风险。如果另一位患者使用同一笔芯,即使换用一根新的针头也会导致疾病的传播。

(4)指南推荐[10]

1)注射前为保证药液通畅并消除针头无效腔,可按厂家说明书推按注射笔按钮,确保至少 1 滴药液挂在针尖上。

2)为了防止传染性疾病的传播,胰岛素笔和笔芯只能用于一位患者,绝不能在患者之间共用。

3)在医疗机构的通用存储柜(如冰箱)中,胰岛素注射笔、笔芯及药瓶应标明患者姓名/标识号。

4)完全按下拇指按钮后,应在拔出针头前至少停留 10 s,从而确保药物全部被注入体内,同时防止药液渗漏。药物剂量较大时,停留有必要超过 10 s。

5)注射笔用针头垂直完全刺入皮肤后,才能触碰注射按钮,之后应沿注射笔轴心按压注射按钮,不能倾斜按压。

6)为防止空气或其他污染物进入笔芯和药液渗透,影响剂量准确性,注射笔的针头在使用后应废弃,不得留在注射笔上。

7)高流速针头(超薄壁针头)已被证实适用于所有患者。其堵塞、弯针与断针比例与传统针头相同,且具有明显的流速优势。

2.注射笔用针头[27]

(1)特点

一次性使用胰岛素笔用针头有多重规格,糖尿病药物注射的目标是将药物安全注射至皮下组织内,选择合适的针头长度很关键,需考虑接受胰岛素笔注射患者的体形及生理特点。

临床常用的针头长度有4 mm、5 mm、6 mm和8 mm。针头越短,安全性越高。

(2)指南推荐[10]

1)胰岛素笔针头的粗细程度用英文字母G表示,G前面的数值越大,代表针头越细,如31G的针头比30G的针头更细。一般而言,针头的直径越细(即G值越大),患者的疼痛感越小。胰岛素必须正确注射到皮下组织层,才能确保被身体稳定吸收,而正确选择针头的长度是确保做到这一点的关键。针头的粗细和长度的搭配就构成某种针头的规格,如31G×5 mm,或32G×4 mm。在医生和护士的指导下,患者可以根据自己的需要选择合适的针头规格。

2)长度4 mm的针头应垂直刺入皮肤,进入皮下组织,其肌内(或皮内)注射风险极小,是成人和儿童最安全的注射笔用针头，不分年龄、性别和体重指数（BMI）。幼童和非常瘦的成人应使用4 mm针头，可捏皮垂直进针。其他人群使用4 mm针头注射，无须捏皮。

3）在四肢或脂肪较少的腹部注射时，为防止肌内注射，甚至在使用4 mm和5 mm针头时，也可捏皮注射。

4）若使用6 mm及以上的针头在上臂部注射，必须捏皮，需要他人协助完成注射。

5）注射时应避免按压皮肤出现凹陷，以防止针头刺入过深而达到肌肉组织。

6）胰岛素笔用针头一次性使用。

7）最安全的笔用针头是两端（患者端和笔芯端）均具有防护的安全型针头。

（三）无针注射器

1.概念[28, 29]

无针注射又称射流注射，是利用机械和电子装置（气体、电磁、弹簧）产生瞬间高压，推动药剂经过一个很细的喷嘴，形成高压射流，以喷雾的形式喷射出去，瞬间在皮肤表面形成微孔，穿透皮肤直接弥散到皮下组织的过程。因其注射时无须使用针头，且射流速度非常快（典型值为150～200 m/s），进入机体的深度有限，所以对神经末梢的刺激很小，一般不会像使用有针注射器那样产生明显的刺痛感，且药物吸收率更高，起效时间更快。无针注射器具有使用方便、安全、高效等特点（图2.5）。随着无针注射技术的成熟,其在临床医疗方面的应用也日渐广泛。

2.特点

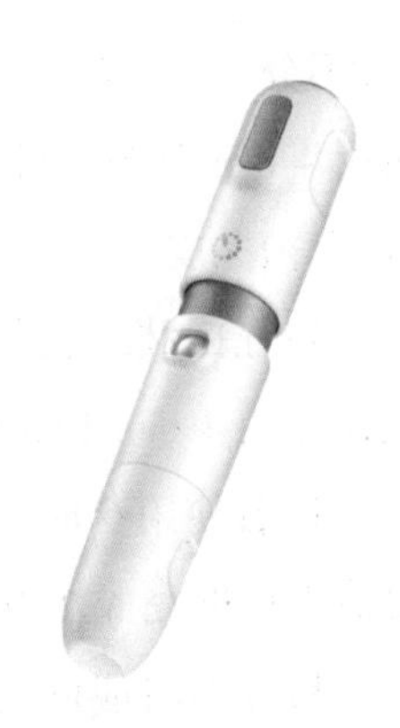

图2.5

与有针注射相比,无针注射器增加了注射压力,可减小皮肤创口的大小和深度。无针注射到皮下的深度一般不超过6~8 mm,由于没有穿透到达深层,药物在皮下组织分布广泛,增加了吸收面积,利于胰岛素有效吸收入血,使血中胰岛素达峰时间提前,从而减少血糖波动,餐后血糖控制更佳[29]。由于弥散给药方式,药液弥散进入体内,吸收快并且均匀,可避免硬结。

3.优点

无针弥散注射不需要针头,可消除针头注射引起的恐惧感和疼痛感,省去更换针头等流程,避免发生交叉感染及刺伤等风险,也避免了断针和划伤风险,使注射更加安全。高压射流使胰岛素快速到达皮下呈弥散状(喷雾状),分布广,吸收更迅速且均匀,达峰时间更短,更贴近生理胰岛素分泌模式,餐后血糖控制更平稳。无针注射对皮下损伤极小,几乎不会造成脂肪层破坏和萎缩,有效避免了由于反复使用针头而起的硬结。随着无针注射技术的不断更新和普及,其安全和优效控糖的优势将为糖尿病胰岛素治疗的患者提供更好的注射选择[29,30]。

4.缺点

价格昂贵,且拆卸安装过程较复杂;对患者要求较高,需有一定的知识和理解能力。此外,瘦弱的患者常可造成皮肤青肿。

5.指南推荐

无针弥散注射可消除针头注射引起的恐惧感和疼痛感,胰岛素分布广,扩散快,吸收快且均匀[10]。

(四)胰岛素泵

1.概念

胰岛素泵是采用人工智能控制的胰岛素输入装置,通过持续皮下输注胰岛素的方式,最大程度模拟人体胰岛素的生理分泌。胰岛素泵使用的胰岛素规格为 100 IU/mL[31]。

2.工作原理

胰岛素泵由 4 部分构成:含有微电子芯片的人工智能控制系统、电池驱动的机械泵系统、储药器及与之相连的输注管路和皮下输注装置。输液管路前端有一引导针可埋入患者的皮下,在工作状态下,泵机械系统接收控制系统的指令,驱动储药器内的活塞,将胰岛素通过输注管路注入皮下。按照与进餐的关系,生理状态下,胰岛素分泌可分为两部分:一是不依赖进餐的持续微量分泌,即基础胰岛素分泌,此时胰岛素以间隔 8～13 min 脉冲式分泌;二是由进餐后高血糖刺激引起的大量胰岛素分泌。胰岛素泵通过人工智能控制,按要求设置不同的剂量存入微处理器中，胰岛素注射量由微处理器控制，以可调节的脉冲式皮下输注方式，模拟体内基础胰岛素分泌，同时在进餐时，根据患者饮食情况设定餐前胰岛素及输注模式以控制餐后血糖[1,5,31]。除此之外，胰岛素泵还可以根据活动量大小，随时调整胰岛素用量应对高血糖和低血糖。

3.种类及型号[32]

我国市场胰岛素泵型号有：珠海福尼亚生产的福尼亚胰岛素泵，美国美敦力生产的 Paradigm722、Paradigm712、Paradigm712E，韩国秀逸生产的 Dana、DanaIIS、DanaIISG，瑞士罗氏生产的 Accu - Chek Spirit，其中美国美敦力生产的 Paradigm722 型号的胰岛素泵具有实时动态血糖监测功能。

值得注意的是，尽管不同品牌泵工作原理基本相同，但使用过程中应用方法却不尽相同，因此，在临床应用前必须经过规范系统的培训，了解不同泵之间操作方法上细节差异，以便减少使用过程中张冠李戴所造成的不良后果。

4.输注管路

胰岛素泵输注管路(图 2.6)导管长度的选择参照注射笔用针头长度选择标准。短导管有助于降低刺入肌肉的风险。有证据显示，超过9 mm的输注管路导管针头可能会增大刺入肌肉的风险，尤其是脂肪组织较少的

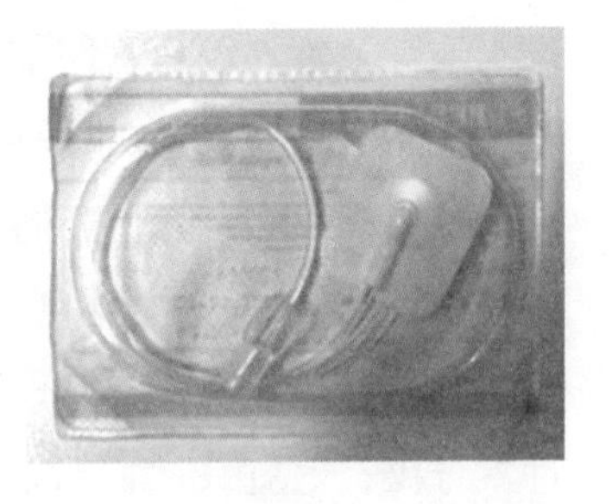

图2.6

部位。医护人员需关注与输注管路相关的并发症，包括输注位点并发症、技术方法不恰当所致的并发症等[33]。

5.优点

可实现胰岛素精准输注，减少胰岛素吸收变异，平稳控制血糖，减少低血糖的发生，特别是可通过精细调节夜间基础输注量，减少夜间低血糖的发生，从而降低安全隐患。此外，在改善糖尿病围术期的血糖控制方面效果显著。胰岛素泵可以减少胰岛素用量，避免了过大剂量使用胰岛素导致的体重增加；减少多次皮下注射胰岛素给患者带来的痛苦和不便；增加糖尿病患者进食和运动的自由度，提高患者自我血糖管理能力，减轻糖尿病患者的心理负担，提高患者治疗依从性和满意度。

6.缺点

价格较贵，患者需要有一定的经济能力。此外，对患者要求较高，需有一定的知识和理解能力，能够进行自我血糖监测，有良好的自理能力和控制血糖的主动性。

7.胰岛素泵的适应证与不宜使用的情况[12]

(1)短期胰岛素泵治疗的适应证

原则上适用于所有需要应用胰岛素治疗的糖尿病患者。

1)1 型糖尿病患者和需要长期胰岛素强化治疗的 2 型糖尿病患者；

2)需要短期胰岛素治疗控制高血糖的 2 型糖尿病患者；

3)糖尿病患者的围术期血糖控制；

4)应激性高血糖患者的血糖控制;

5)妊娠糖尿病或糖尿病合并妊娠者。

(2)不宜短期应用胰岛素泵治疗者

酮症酸中毒、高渗性非酮症性昏迷、伴有严重循环障碍的高血糖者,不推荐皮下胰岛素泵治疗。

(3)长期胰岛素泵治疗的适应证

1)血糖波动大,无法得到平稳控制的糖尿病患者;

2)无感知低血糖者;

3)频发低血糖者;

4)黎明现象严重导致血糖总体控制不佳者;

5)作息时间不规律,不能按时就餐者;

6)要求提高生活质量者;

7)胃轻瘫或进食时间长的患者。

(4)不宜长期应用胰岛素泵治疗者

1)不需要长期胰岛素治疗者;

2)对皮下输液管过敏者;

3)不愿长期皮下埋置输液管或不愿长期佩戴泵者;

4)患者及其家属缺乏胰岛素泵使用相关知识,接受培训后仍无法正确掌握如何使用胰岛素泵者;

5)有严重的心理障碍或精神异常者;

6)无监护人的年幼或年长患者,生活无法自理者。

8.指南推荐[10,12]

(1)根据患者个体情况,胰岛素输注管路应在 72 h 内进行更换，以减少输注位点的不良事件和可能导致的代谢障碍。

(2)使用胰岛素泵者均应学会如何轮换注射部位。

(3)患者如果出现任何不明原因的血糖变化(频繁的低血糖或高血糖)，均应检查注射位点是否出现脂肪增生、结节、瘢痕、炎症或其他影响胰岛素流动、吸收的皮肤及皮下状况。

(4)医护人员应在每次患者就诊时，就患者目前的注射操作情况进行询问和观察，视诊并触诊检查注射部位。

(5)患者应停止向疑似有皮下脂肪增生的病变部位注射药物，转为在健康组织中注射。

(6)发生不明原因的血糖波动、高血糖或频繁低血糖的患者，应怀疑胰岛素输注是否发生液流中断。

(7)如果怀疑出现了液流中断，应该考虑为患者更换导管。

(8)患者应考虑使用最短的针头和导管，以降低肌内注射的风险。年幼儿童及较瘦个体可能需要捏皮注射。

(9)患者应考虑使用最小直径的针头和导管，以减少疼痛和进针失败情况的发生。

(10)若患者对导管材料或敷贴过敏，应该考虑采用替代方案(替换输注管路、胶带或皮肤屏障)进行治疗。

(11)若患者出现因体形较瘦、肌肉较多或活泼好动可能甩掉导管的情况，可能更适合以30°~45°倾斜进针。

(12)如果患者出现置入管路困难，可使用助针器辅助置入。

（13）妊娠患者需要调整输注管路、输注位点及更换位点的频率。

（刘素波 齐丽丽 杨雪梅 郑鑫 编著 许洪梅 校对）

参考文献

[1] 迟家敏. 实用糖尿病学[M]. 北京:人民卫生出版社,2018.

[2] 张弦,谭湘姗,纪立伟. 胰高糖素样肽-1受体激动剂的研究现状[J]. 临床药物治疗杂志,2018,16(10):13-16.

[3] 卢健. 临床药物处方手册[M]. 西安:陕西科学技术出版社,2017.

[4] 张福康. 医院常用药品处方集[M]. 南京:东南大学出版社,2012.

[5] 宁英远. 糖尿病防治教育手册[M]. 兰州:甘肃人民出版社,2010.

[6] 母义明,朱大龙,李焱,等. 速效胰岛素类似物临床应用专家指导意见[J]. 药品评价,2016,13(21):13-17.

[7] 尹华静,余珊珊,尹茂山,等. 重组人胰岛素类似物研发进展和安全性特点[J]. 中国新药杂志,2018,27(21):2578-2583.

[8] 张伊辉. 胰岛素的分类及临床应用要点分析[J]. 首都食品与医药,2017,24(18):85-86.

[9] 卢岩,叶子平,辛倩,等. 预混胰岛素在2型糖尿病治疗中的地位综合评价[J]. 中国药房,2018,29(4):571-576.

[10] 中华糖尿病杂志指南与共识编写委员会. 中国糖尿病药物注射技术指南(2016年版)[J]. 中华糖尿病杂志,2017,9(2):79-105.

[11] 张星艳,李亚卓,曾勇,等. 三种长效基础胰岛素类似物的研究进展[J]. 药物评价研究,2017,40(11):1671-1676.

[12]中华医学会糖尿病学分会. 中国2型糖尿病防治指南(2017年版)[J]. 中国实用内科杂志,2018,38(4):292-344.

[13]曾玉,王华,赵新兰,等. 胰高血糖素样肽-1受体激动剂治疗糖尿病慢性并发症的研究进展[J]. 中国老年学杂志,2018,38(18):4566-4568.

[14]齐鲁钰,阳柳雪. 胰高血糖素样肽-1受体激动剂治疗2型糖尿病的临床疗效及安全性研究进展[J]. 临床合理用药杂志,2018,11(6):168-170.

[15]兰海燕. GLP-1类似物艾塞那肽的研究[J]. 首都食品与医药,2015,22(24):21.

[16]吴梅香. 利拉鲁肽联合二甲双胍对2型糖尿病患者胰岛β细胞功能的影响[J]. 实用糖尿病杂志,2018,14(6):51.

[17]陈凤笑,林红霞,麦美秀. 胰岛素注射液开启后在临床保存的护理观察[J]. 实用糖尿病杂志,2014,10(5):29-30.

[18]骆伟,蒋刚,王国蓉. 国产胰岛素注射液开启后有效保存时限的研究[J]. 四川医学,2014,35(4):482-484.

[19]牛林艳,黄金. 糖尿病患者胰岛素使用的问题及教育管理现状[J]. 中华护理杂志,2013,48(2):179-181.

[20]戴光惠,谭宗凤,黄冶,等. 胰岛素注射液启封后有效期内细菌污染情况调查分析[J]. 现代生物医学进展,2016,16(14):2773-2775.

[21]王娟. 胰岛素无针注射器在2型糖尿病患者治疗中的应用[J]. 实用医药杂志,2019,1:70-72.

[22]许钰华. 浅谈胰岛素注射的规范化操作[J]. 基层医学论坛,2019,23(6):868-869.

[23]Zhenqiang Song, Xiaohui Guo, Linong Ji, et al. Insulin injection technique in china compared with the rest of the world[J]. Diabetes Ther.

2018,9(6):2357 – 2368.

[24]王春英. 实用护理技术操作规范与图解[M]. 杭州:浙江大学出版社,2015.

[25]王春英,房君,陈瑜,等. 实用重症护理技术操作规范与图解[M]. 杭州:浙江大学出版社,2017.

[26]Kjeld H, Mette B, Anne GS. Insulin aspart in the management of diabetes mellitus: 15 years of clinical experience[J]. Drugs, 2016, 76: 41 – 74.

[27]Bahendeka S, Kaushik R, Swai BA, et al. EADSG guidelines: insulin therapy in diabetes[J]. Diabetes Ther, 2018,9(2):449 – 492.

[28]苏若琼. 胰岛素无针注射装置及其护理研究进展[J]. 护理学杂志,2018,33(14):109 – 112.

[29]顾仁莲,孙岩,张薇. 无针注射器(QS – M)相对于胰岛素笔治疗糖尿病的疗效评价[J]. 中国地方病防治杂志,2018,33(2):183 – 184.

[30]Cohen O, Valentine W. Do we need updated guidelines on the use of insulin pump therapy in type 2 diabetes? A review of National and International Practice Guidelines[J]. J Diabetes Sci Technol, 2016, 10(6): 1388 – 1398.

[31]王陶伟. 胰岛素泵治疗糖尿病的临床效果研究[J]. 中国现代药物应用,2019,13(1):131 – 132.

[32]刘容岑. 胰岛素泵联合饮食控制治疗糖尿病的临床价值研究[J]. 世界最新医学信息文摘,2019,19(2):79 – 81.

[33]纪邦群. 皮下注射与胰岛素泵输注治疗住院糖尿病患者的效果比较[J]. 中外医学研究,2017,15(6):130 – 132.

第3章

糖尿病药物注射操作规范

一、胰岛素专用注射器操作规范

胰岛素专用注射器是早期胰岛素注射唯一的专用工具，历经无数次改良，至今仍在使用。其特点为针管直径较小、无效腔少、注射后无漏液、刻度可直接读取、注射剂量无须换算，且价格较低廉、适用范围广、能够按需混合胰岛素、灵活性强等（详见第2章），尤其适用于短期胰岛素注射及血糖不稳定、降糖方案调整较频繁的患者。目前临床上有两种规格（U40 和 U100），最短的针头是6 mm，适用于医务人员在医院环境内使用。

（一）操作前准备

1.物品准备

治疗单、胰岛素、注射器、75%乙醇、棉签、快速手消毒剂、生活垃圾桶、医疗垃圾桶和锐器盒等，必要时备屏风。

初次开启使用的胰岛素，应先从冰箱内取出恢复至室温，在常温下放置30～60 min后使用。

2.核对

核对医嘱、患者身份，核对胰岛素的名称、剂型、浓度及有效期。

3.评估

(1)胰岛素注射器

检查胰岛素注射器的有效期、性能、外包装有无破损。

(2)胰岛素

检查胰岛素的外观有无异常、瓶内液体是否有污染和絮状物、是否在有效期内等。

(3)环境

评估注射环境,病室保持清洁、整齐、明亮、安静、舒适,室内空气保持新鲜。必要时,拉上屏风,给予患者必要的遮挡,保证患者隐私。

(4)患者

对患者的家庭背景、文化程度、经济条件、生活习惯、病情和治疗情况、过敏史(乙醇)、用药史、药物不良反应、对糖尿病知识和胰岛素的认知程度,以及存在的心理问题等进行全面的评估。

评估患者进食状况,了解患者血糖波动情况、高血糖和低血糖发生频率和时间。

检查注射部位皮肤,有无瘢痕、炎症、硬结、过敏、瘀青、红肿和感染等,以及皮肤的弹性和清洁情况[1]。

1)儿童和青少年　对于初次注射胰岛素的儿童和青少年,心理评估很重要,对于有主观思想的儿童和青少年,需要评估患儿的使用意愿,取得患儿的同意。注射前应评估患儿是否由于早先预防接种带来的疼痛经历和一些关于注射的负面信息,而在开始胰岛素治疗时具有焦虑和恐惧情绪[2]。评估患儿是否对胰岛素注射有抵触情绪。

家庭因素的评估:评估监护人/主要照顾者对患儿疾病的重视程度,对胰岛素治疗的认知。

2)妊娠期女性

①心理评估:评估妊娠期女性的心理特点、注射胰岛素的意愿及治疗的期望值。

②注射部位评估:根据妊娠时间、皮下脂肪厚度等选择部位。

3)老年患者　评估听力、视力、认知能力、自我管理能力和活动能力。

(5)告知

与患者及家属沟通,解释操作目的,介绍操作过程及使用注意事项,取得患者的合作。

4.注射部位选择

根据可操作性、神经及主要血管之间的距离、皮下组织的状况选择注射部位,人体适合注射胰岛素的部位是腹部、大腿外侧、上臂外侧和臀部外上侧[3-7]。如图3.1。

选择注射部位时,应综合考虑患者的具体情况及胰岛素种类和每日的注射时间。在《中国糖尿病药物注射技术指南》(2016年版)中,有关于部位选择建议的描述[1]如下。

1)餐时注射短效胰岛素时,最好选择腹部。

2)希望减缓胰岛素的吸收速度时,可选择臀部,臀部注射可最大限度地降低注射至肌肉的风险。

3)给儿童患者注射中效或长效胰岛素时,最好选择臀部或大腿。

(1)成年人注射部位选择

腹部:耻骨联合以上约1 cm,最低肋缘以下约1 cm,脐周2.5 cm以外的双侧腹部;

双侧大腿前外侧的上1/3;

双侧臀部外上侧;

上臂外侧的中1/3。如图3.1。

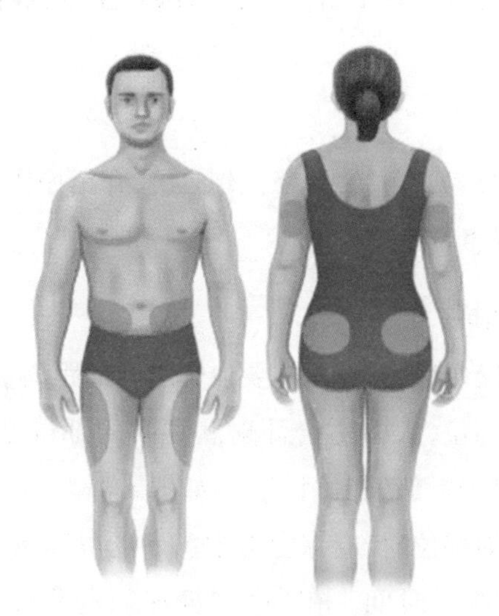

图3.1　注射部位。

(2)儿童注射部位选择

儿童注射部位的选择与成人基本相似。此外,医护人员在为其制订注射治疗方案时,应充分考虑儿童的心理与生理因素。

(3)妊娠期女性注射部位选择

根据指南[1],腹部是妊娠期胰岛素给药的安全部位。早期妊娠,不需要改变胰岛素注射部位或技术,患者无须顾虑;中期妊娠,腹部外侧远离胎儿的皮肤,可用于注射胰岛素;晚期妊娠,有顾虑的患者可在大腿、上臂或腹部外侧自行注射。

5.注射部位的轮换

胰岛素属于生长因子,有促合成作用,反复在同一部位注射会导致该部位皮下脂肪增生而产生硬结[8]。注射胰岛素后产生局部硬结和皮下脂肪增生是胰岛素治疗常见并发症之一,规范轮换注射部位是有效的预防方法[9-11]。注射部位不同,胰岛素吸收速率不同,因此,为了准确预测每次注射胰岛素后的药效,必须严格遵守“每天同一时间、同一部位区间内小轮换”“每天不同时间、不同部位的大轮换”或“左右轮换”[1]。一旦发现注射部位有疼痛、凹陷和硬结的现象出现,应立即停止在该部位注射,直至症状消失[1]。

轮换注射部位要求同一注射部位内的注射点之间的间隔约为 1 cm(约成人一指宽度),称为“小轮换”,同一注射部位的注射点时间间隔至少 4 周;腹部、上臂、大腿外侧和臀部这 4 个区域的轮流注射称为“大轮换”。一种已经证实有效的注射部位轮换方案:将注射部位分为4个等分区域(大腿和臀部可分为2个等分区域),每周使用1个等分区域,并始终按照顺时针方向轮换[12]。如图3.2[1]。

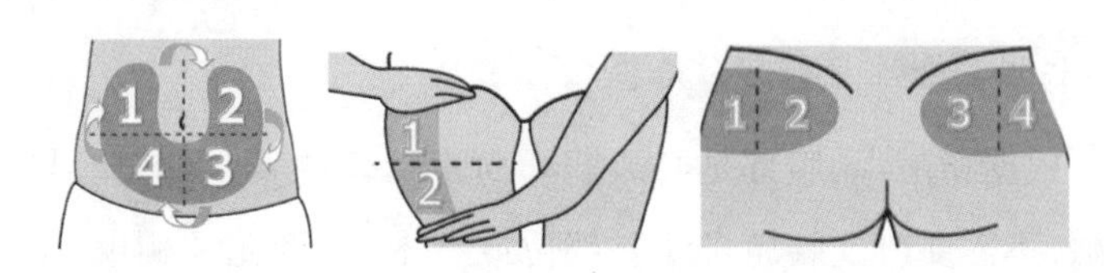

图3.2 注射部位轮换方案,不同的数字所在灰色区域表示可供轮换的不同的区域。

(二)操作过程

1.药物摇匀

NPH和预混胰岛素必须按照规范方法摇匀。若摇匀不充分会造成胰岛素注射浓度不均匀,导致吸收不稳定,不利于血糖的平稳控制[1]。

首次使用的胰岛素应提前从冰箱中取出,应在室温下放置30 min,使胰岛素温度恢复到室温再进行摇匀操作[1]。不同品牌、品规应按照药物说明书的方法进行摇匀。是否混匀的检测方法为肉眼检查胰岛素转变为均匀的云雾状白色液体,如图3.3。应避免剧烈摇晃,防止产生气泡,降低给药的准确性。

2.抽吸药液

用75%乙醇消毒胰岛素瓶塞,去除注射器后端的盖子,然后摘掉针头帽,用注射器先吸入体积与胰岛素剂量相当的空气,肉眼观察情况：

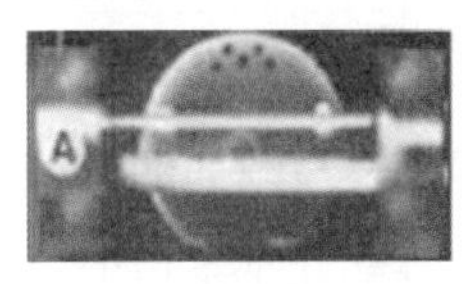

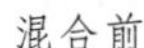
混合前

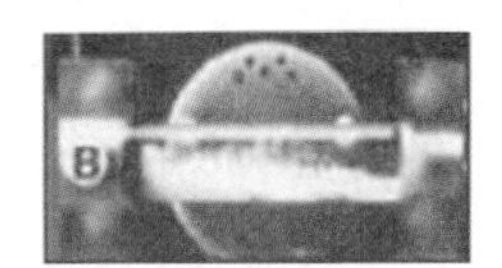

混合 7 次后

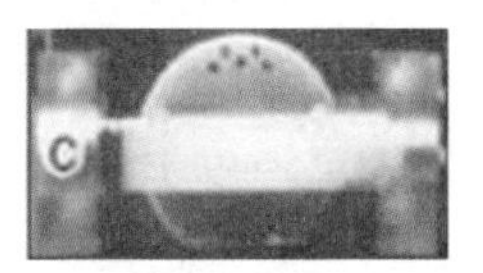

混合 20 次后

图 3.3　胰岛素摇匀检测方法示意图。

注入胰岛素瓶内，倒立胰岛素瓶，抽取胰岛素。若注射器内有气泡，保持注射器垂直，针头朝上，轻弹注射器管壁，使气泡聚集到注射器上部的药液表面，然后推动内塞排出气泡，保证注射剂量准确[1]。

抽吸胰岛素的顺序：长、短效胰岛素抽吸顺序不可颠倒，应先抽吸短效胰岛素，再抽吸中效或长效胰岛素（详见第 2 章）。

3.消毒皮肤

皮肤消毒选用 75% 乙醇或消毒棉片，消毒范围为 5 cm × 5 cm，消毒 2 遍，待乙醇自然挥发后注射。

4.注射

注射应保证皮下注射，避免误入肌肉层。注射前，应逐一检查相应的注射部位，根据患者的体型、注射部位皮肤厚度及针头长度，确定是否需要采用捏皮注射及注射角度[1]。

（1）捏皮

当皮肤表面到肌肉间的推测距离短于针头长度时，捏起皮肤可使该部位的皮下组织深度变深，能够有效提高注射安全性[1]。

在腹部捏皮相对比较容易（非常肥胖患者腹部皮肤紧绷除

外），可使皮肤到肌肉筋膜的距离几乎翻倍（增加88%）。但在大腿部位，捏皮较为困难，平均增幅仅约为20%。在偏瘦患者中，在大腿处捏皮实际上缩短了皮肤到肌肉筋膜的距离，与预期的恰好相反。臀部捏皮难度较大（很少需要），并且在臀部几乎不可能进行捏皮（自我注射患者）。选择上臂为注射部位需捏皮注射时，捏皮的正确手法是用拇指、食指和中指提起皮肤。如果用整只手来提捏皮肤，有可能将肌肉及皮下组织一同捏起，导致肌内注射。同时要注意捏皮力度不宜过大，勿导致皮肤发白或疼痛，如图3.4[13]。

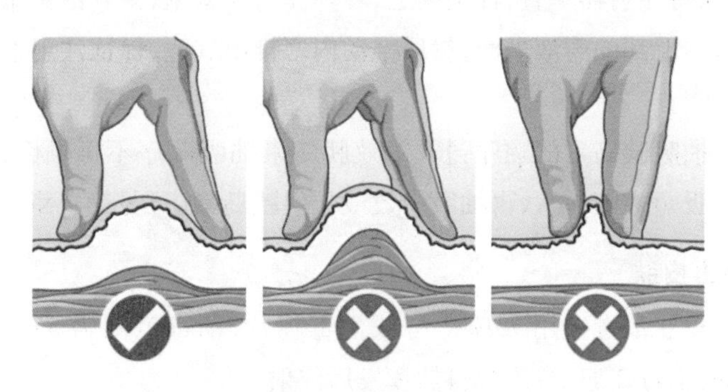

图3.4　正确的捏皮方法。

捏皮注射的最佳步骤为[14]：

1）捏皮形成皮褶；

2）与皮肤表面呈45°或90°进针；

3）缓慢注射胰岛素；

4）当活塞完全推压到底后，以刺入时的相同角度拔出针头；

5）松开捏皮，观察穿刺部位皮肤情况；

6）安全处理用过的注射器。

(2)进针角度

为保证将胰岛素注射至皮下组织,需要捏皮和 45°进针,以降低注射至肌肉的危险,如图 3.5[1]。

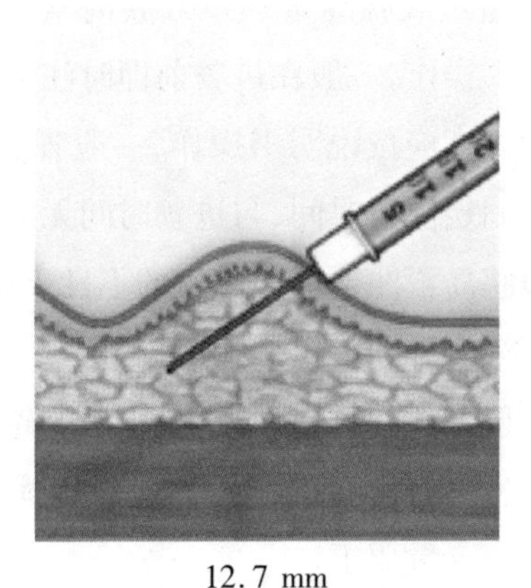

12.7 mm

图 3.5　正确的进针方法。

(3)针头留置时间

注射器内塞推压到位,无须在皮下停留即可拔出[15-17]。

(三)操作后处置

1.注射器处理

使用后的注射器属于医疗锐器,不合理的处置不仅会伤及他人,也会对环境造成一定的污染。处理注射器的最佳方法是,将注射器规范置于锐器盒内。若无专用容器,也可使用不会被针头刺穿的容器替代,如加盖的硬壳容器等[7]。

2.注射后患者健康教育

告知患者胰岛素注射的方案及种类。根据注射胰岛素种类告知患者进餐的时间,患者应知晓餐时胰岛素注射后必须进餐。餐时胰岛素包括超短效胰岛素和短效胰岛素两类[18]。超短效胰岛素应按说明书操作,一般在进餐前即时注射,必要时餐后立即注射。短效胰岛素应按说明书操作,一般餐前 15 ~ 30 min 注射。长效胰岛素固定注射时间,与进餐时间无关。

患者应知晓胰岛素注射可能产生的不良反应,如低血糖、过敏反应、屈光不正、水肿和体重增加等。

告知轮换注射部位的重要性,指导正确的轮换。

锐利医疗器械具有潜在的损伤和疾病传播风险,所有人员均须遵守针头安全弃置要求。

附:胰岛素注射(注射器)技术操作流程及评分标准

程序	步骤	序号
仪表	**仪表端庄、着装整洁、符和职业要求**	1
核对	核对医嘱单与治疗单	1
评估	患者:病情、年龄、意识、生命体征、自理能力、用药史、过敏史(胰岛素、乙醇)、用药效果及不良反应、备餐情况	1
	操作部位:皮肤有无破损、炎症、瘢痕、水肿、脂肪增生、硬结等	2
	心理状态:情绪反应、心理需求	3
	合作程度:患者和(或)家属对此项操作的认知及配合程度	4
	环境:安静、整洁、光线充足、温度适宜	5

(待续)

（续表）

程序	步骤	序号
操作前准备	护士:洗手、戴口罩	1
	用物: 治疗车上层:治疗单、治疗盘(内有 75% 乙醇、棉签)、注射器、胰岛素、快速手消毒剂 治疗车下层:医用废物收集袋、生活废物收集袋、利器盒 必要时备屏风	2
	核对治疗单与药物	3
操作过程	查对患者信息、药物名称、剂量	1
	打开胰岛素,用 75% 乙醇消毒胰岛素瓶塞	2
	按医嘱抽取胰岛素。若注射器内有气泡,保持注射器垂直,针头朝上,轻弹注射器管壁,使气泡聚集到注射器上部的药液表面,然后推动内塞排出气泡	3
	预混胰岛素应先摇匀再抽吸,或抽吸短效胰岛素,再抽吸中效或长效胰岛素	4
	核对剂量,放入无菌盘	5
	携用物至床旁,查对患者及腕带信息(2 个以上查对点),告知患者,取得合作	6
	核实是否备好餐	7
	协助患者取合适体位	8
	边操作边口述:注射部位可以选择腹部、上臂外侧、大腿外侧和臀部外上侧	9
	以腹部注射为例	
	边操作边口述:以腹部为例,耻骨联合以上约 1 cm,最低肋缘以下约1 cm,脐周 2.5 cm 以外的双侧腹部	10

（待续）

（续表）

<table>
<tr><th>程序</th><th colspan="2">步骤</th><th>序号</th></tr>
<tr><td rowspan="11">操作过程</td><td colspan="2">75%乙醇消毒皮肤2次，待干</td><td>11</td></tr>
<tr><td colspan="2">消毒范围大于5 cm×5 cm</td><td>12</td></tr>
<tr><td colspan="2">再次核对患者信息、药物名称、剂量</td><td>13</td></tr>
<tr><td colspan="2">根据患者体型、注射部位皮肤厚度及针头长度，选择是否采用捏皮注射及进针角度</td><td>14</td></tr>
<tr><td colspan="2">捏起皮肤，与皮肤呈45°或90°快速进针</td><td>15</td></tr>
<tr><td colspan="2">回抽无回血，推注药液，无须停留</td><td>16</td></tr>
<tr><td colspan="2">以刺入时相同角度拔针，松开捏皮</td><td>17</td></tr>
<tr><td colspan="2">规范置于利器盒</td><td>18</td></tr>
<tr><td colspan="2">整理床单位，根据病情协助患者取合适体位</td><td>19</td></tr>
<tr><td colspan="2">再次核对治疗单、患者及腕带信息（2个以上查对点）</td><td>20</td></tr>
<tr><td colspan="2">告知患者进餐时间、监测血糖时间及注意事项，进行健康指导</td><td>21</td></tr>
<tr><td rowspan="4">操作后处理</td><td colspan="2">用物：依据《消毒技术规范》和《医疗废物处理条例》做相应处理</td><td>1</td></tr>
<tr><td colspan="2">护士：洗手</td><td>2</td></tr>
<tr><td rowspan="2">记录</td><td>在治疗单上打钩、记录时间、签全名</td><td rowspan="2">3</td></tr>
<tr><td>如系危重患者，在危重护理记录单上按要求记录</td></tr>
<tr><td rowspan="5">效果评价</td><td colspan="2">正确查对无误</td><td>1</td></tr>
<tr><td colspan="2">无菌观念强</td><td>2</td></tr>
<tr><td colspan="2">操作规范熟练，安全有效，剂量准确</td><td>3</td></tr>
<tr><td colspan="2">沟通良好，体现人文关怀</td><td>4</td></tr>
<tr><td colspan="2">建议时间8 min</td><td>5</td></tr>
</table>

二、胰岛素笔注射操作规范

(一)操作前准备

1.物品准备

治疗单、胰岛素、注射笔(包括特充笔)、注射笔用针头、75%乙醇、棉签、快速手消毒剂、生活垃圾桶、医疗垃圾桶和锐器盒等,必要时备屏风。

2.核对

核对医嘱,核对患者身份,核对胰岛素的名称、剂型及有效期。

3.评估

(1)胰岛素笔及针头

检查胰岛素笔性能,检查注射笔用针头外包装的完整性及有效期。

(2)胰岛素

检查胰岛素的外观有无异常、瓶内液体是否有污染痕迹和絮状物、是否在有效期内等。

(3)环境

评估注射环境,病室保持清洁、整齐、明亮、安静、舒适,室内空气保持新鲜。必要时,拉上屏风,给予患者必要的遮挡,保证患者隐私。

(4)患者

内容详见本章第46~47页。

(5)告知

与患者及家属沟通,解释操作目的,介绍操作过程及使用注意事项,取得患者的合作。

4.注射部位选择

内容详见本章第47~49页。

(二)操作过程

1.安装笔芯

胰岛素笔与胰岛素笔芯必须匹配,具体操作步骤应参照各胰岛素厂家说明书。

(1)打开笔芯架,将活塞杆推回至末端,直至活塞杆不能移动;

(2)将胰岛素笔芯装入笔芯架内,拧紧笔芯架,直到听到或感觉到"咔嗒"声(特充笔不需要安装笔芯)[1]。

2.药物摇匀

如使用中效和预混胰岛素,需将胰岛素摇匀,方法详见本章第50页。

3.针头安装

75%乙醇消毒药物前端橡胶塞;取出针头,撕掉外保护膜,垂直刺入橡胶塞;顺时针旋紧针头,取下外针帽。

4.安全测试

排尽笔芯内空气:切记使用前及更换笔芯后均应排尽笔芯内空气。排气步骤:注射前,将剂量调节旋钮拨至 2 U;针尖向上直立,手指轻弹笔芯架数次,使空气聚集在上部;然后,按压注射键,直至 1 滴胰岛素从针头溢出,即表示活塞杆已与笔芯完全接触,且笔芯内的气泡已排尽[1]。

首次使用 GLP-1 受体激动剂时,需根据说明书设置注射笔(调节至所需剂量,按压注射键,直至针尖出现药液),以后常规注射,不需再次设置。

5.消毒皮肤

内容详见本章第 51 页。

6.调解剂量

旋转胰岛素笔注射推键调至所需剂量。

7.注射进针

注射前,应逐一检查相应的注射部位,根据患者的体型、注射部位皮肤厚度及针头长度,确定是否需要采用捏皮注射及注射角度(具体指导见表 3.1)[1]。考虑到子宫扩张使腹部脂肪变薄,患有糖尿病(任何类型)的妊娠期女性应使用 4 mm 针头[1]。

表3.1 推荐的针头使用方法

人群	针头长度(mm)	是否捏皮	进针角度	捏皮参考
成人	4、5	否	90°	无须捏皮
	6	消瘦:是	90°	需捏皮垂直进针
		正常及肥胖:否	90°	肥胖成人无须捏皮垂直进针
	8	是	90°	需捏皮垂直进针
		否	45°	无须捏皮
	12.7	是	45°	需捏皮进针
儿童	4	否	90°	无须捏皮垂直进针
	5	正常及肥胖:否	90°	无须捏皮垂直进针
		消瘦:是	90°	需捏皮垂直进针
	6	是	90°	需捏皮垂直进针
	8、12.7	是	45°	需捏皮进针

注:建议仅供参考,需结合临床实际考虑;使用4 mm针头时,多数患者可不捏皮注射。但对于极瘦的患者,尤其是医务人员考虑存在肌内注射风险时,应捏皮或呈角度注射。

(1)捏皮

详见本章第51~52页。

(2)进针角度

见表3.1。

(3)针头留置时间

针头留置时间与注射剂量、针头长度等特征有关。在临床操作中发现,使用胰岛素笔注射拔针后,针头可能会发生漏液,使胰岛素利用度降低,从而影响血糖控制。这是由于胰岛素笔的针头较为纤细,推注药液时,药液注入体内的时间相对延长,且随着注射剂量的不断增加,注射后针尖所在的原部位药液吸收速度会随着剂量的增加而减缓。延长针头留置时间可减少胰岛素漏液的现象[1]。

使用胰岛素笔注射在完全按下拇指按钮后,应在拔出针头前至少停留 10 s,从而确保药物全部被注入体内,同时防止药液渗漏[1]。药物剂量较大时,有必要停留超过 10 s[15-17,19-22]。

(三)操作后处置

1.针头处理

使用后的针头属于医疗锐器,不合理的处置不仅会伤及他人,也会对环境造成一定的污染。处理注射后针头的最佳方法是将针头规范置于锐器盒内。若无专用容器,也可使用不会被针头刺穿的容器替代,如加盖的硬壳容器等[1]。

2.针头重复使用的危害

所有型号一次性注射笔用针头仅限一次性使用,在完成注射后应立即卸下丢弃,而不应留置在胰岛素笔上,这样可避免空气(或其他污染物)进入笔芯或笔芯内药液外溢,进而影响注射剂量的准确性,有助于平稳控制血糖,并最终减少医疗费用[23]。应告知患者针头重复使用和脂肪增生及重复使用与疼痛、出血之间的相关性。

3.注射后患者健康教育

内容详见本章第 54 页。

患者可复述胰岛素笔注射技术的方法及注意事项。

附:胰岛素笔注射技术操作流程及评分标准(以诺和笔为例)

程序	步骤	序号
仪表	仪表端庄、着装整洁、符和职业要求	1
核对	核对医嘱单与治疗单	1
评估	患者:病情、年龄、意识、生命体征、自理能力、用药史、过敏史(胰岛素、乙醇)、用药效果及不良反应、备餐情况	1
	操作部位:皮肤有无破损、炎症、瘢痕、水肿、脂肪增生、硬结等	2
	心理状态:情绪反应、心理需求	3
	合作程度:患者和(或)家属对此项操作的认知及配合程度	4
	环境:安静、整洁、光线充足、温度适宜	5
操作前准备	护士:洗手、戴口罩	1
	用物: ①治疗车上层:治疗单、治疗盘(内有 75% 乙醇、棉签)、诺和笔、胰岛素笔芯、胰岛素笔用针头、快速手消毒剂 ②治疗车下层:医用废物收集袋、生活废物收集袋、利器盒 必要时备屏风	2
	核对治疗单与药物	3

(待续)

（续表）

程序	步骤	序号
操作过程	查对患者信息、药物名称、剂量	1
	拧开笔芯架，将活塞杆推回至末端，直至活塞杆不能移动	2
	将胰岛素笔芯装入笔芯架内，拧紧笔芯架，直到听到或感觉到“咔嗒”声	3
	携用物至床旁，查对患者及腕带信息(2 个以上查对方式)，告知患者，取得合作	4
	核实是否备好餐	5
	协助患者取合适体位	6
	边操作边口述：注射部位可以选择腹部、上臂外侧、大腿外侧和臀部外上侧	7
	以腹部注射为例	
	边操作边口述：选择耻骨联合以上约1 cm，最低肋缘以下约1 cm，脐周2.5 cm以外的双侧腹部	8
	75% 乙醇消毒皮肤 2 次，待干	9
	消毒范围大于 5 cm × 5 cm	10
	再次核对患者信息、药物名称、剂量	11
	75% 乙醇消毒胰岛素笔笔芯前端橡胶塞	12
	取出针头，撕掉外保护膜，垂直刺入橡胶塞	13
	顺时针旋紧针头，取下外针帽，妥善放置	14
	取下内针帽，旋转注射推键至 2 IU	15
	针尖向上，按压注射推键进行排气，直至针尖出现胰岛素液滴	16
	旋转胰岛素笔注射推键，调至所需剂量	17
	左手绷紧注射部位皮肤或捏皮，右手握笔垂直快速进针	18
	右手拇指按注射推键缓慢匀速推注药液，直至听到“咔嗒”声，同时剂量显示窗为“0”	19

（待续）

（续表）

<table>
<tr><th>程序</th><th colspan="2">步骤</th><th>序号</th></tr>
<tr><td rowspan="6">操作过程</td><td colspan="2">注射完毕后，针头在皮下停留至少 10 s</td><td>20</td></tr>
<tr><td colspan="2">缓慢拔出针头</td><td>21</td></tr>
<tr><td colspan="2">将外针帽回套逆时针卸除针头，直接弃于利器盒</td><td>22</td></tr>
<tr><td colspan="2">整理床单位，根据病情协助患者取合适体位</td><td>23</td></tr>
<tr><td colspan="2">再次核对治疗单、患者及腕带信息(2 个以上查对点)</td><td>24</td></tr>
<tr><td colspan="2">告知患者进餐时间、监测血糖时间及注意事项，进行健康指导</td><td>25</td></tr>
<tr><td rowspan="4">操作后处理</td><td colspan="2">用物：依据《消毒技术规范》和《医疗废物处理条例》做相应处理</td><td>1</td></tr>
<tr><td colspan="2">护士：洗手</td><td>2</td></tr>
<tr><td rowspan="2">记录</td><td>在治疗单上打钩、记录时间、签全名</td><td rowspan="2">3</td></tr>
<tr><td>如系危重患者，在危重护理记录单上按要求记录</td></tr>
<tr><td rowspan="5">效果评价</td><td colspan="2">正确查对无误</td><td>1</td></tr>
<tr><td colspan="2">无菌观念强</td><td>2</td></tr>
<tr><td colspan="2">操作规范熟练，安全有效，剂量准确</td><td>3</td></tr>
<tr><td colspan="2">沟通良好，体现人文关怀</td><td>4</td></tr>
<tr><td colspan="2">建议时间 8 min</td><td>5</td></tr>
</table>

三、无针注射器注射胰岛素操作规范

(一)操作前准备

1.物品准备

无针注射器、药管、取药接口、棉签、75%乙醇、胰岛素、生活垃圾桶和医疗垃圾桶。

2.核对

核对医嘱，核对患者身份，核对胰岛素的名称、剂型及有效期。

3.评估

(1)无针注射器

检查无针注射器的性能。

(2)胰岛素

检查胰岛素的外观有无异常、瓶内液体是否有污染痕迹和絮状物、是否在有效期内等。

(3)环境

评估注射环境，病室保持清洁、整齐、明亮、安静、舒适，室内空气保持新鲜。必要时，拉上屏风，给予患者必要的遮挡，保证患者隐私。

(4)患者

内容详见本章第47页。

评估患者对无针注射器的费用承担能力和接受程度。

4.注射部位选择

内容详见本章第47～49页。

(二)操作过程(以快舒尔 QS - P 为例,具体以各产品说明书为准)

1.安装药管

掰开端帽,看到安装药管的底座,然后取出药管,将药管底部的螺纹对准底座,顺时针拧紧药管,安装完成。如图 3.6。

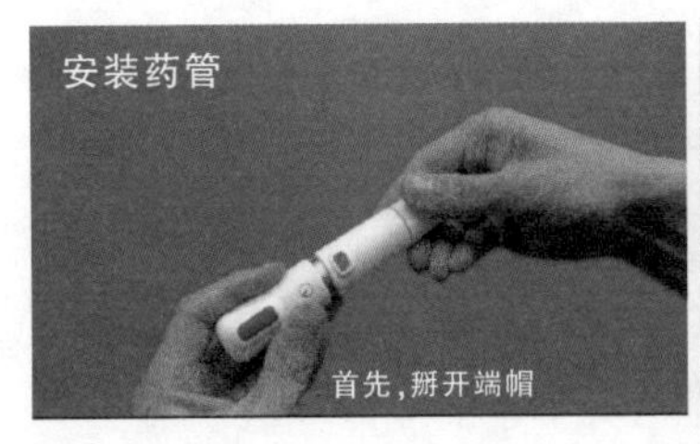

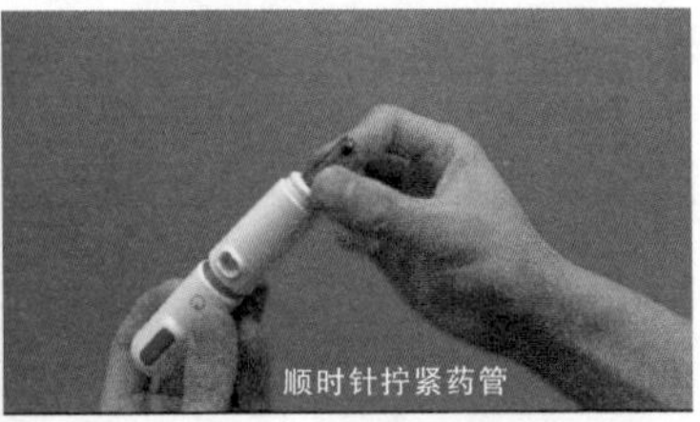

图 3.6 安装药管。

2.注射器加压

一只手握紧注射器上壳体,另一只手向右旋转注射器的下壳体来进行加压。当安全锁和注射按钮同时弹起时,表示加压完成,此时刻度窗口显示红白条。加压时,尽量避开安全锁和注射按钮,以确保获得清晰的声视觉反馈。如图 3.7。

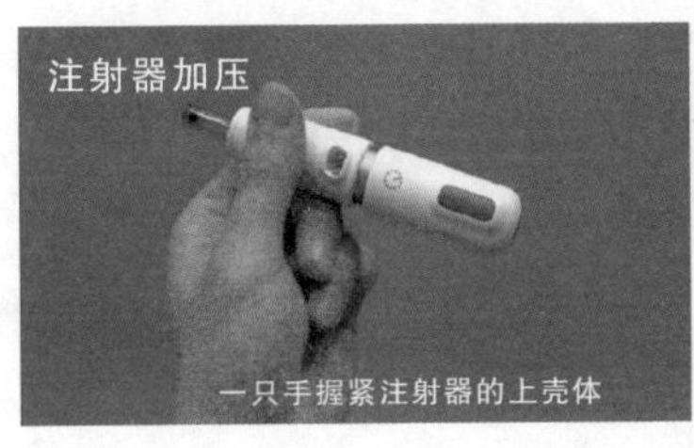

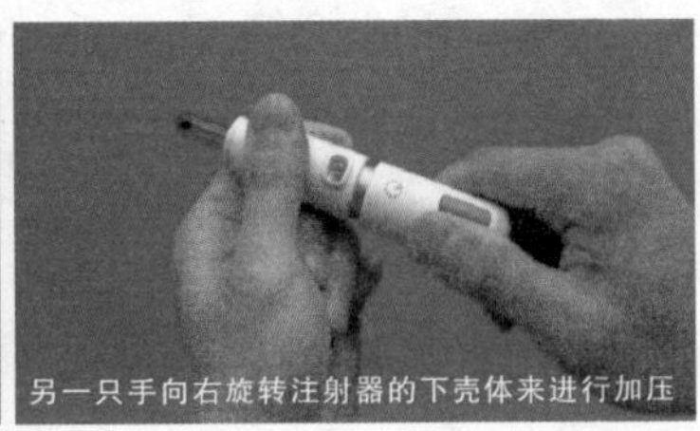

图 3.7 注射器加压。

3.连接胰岛素笔芯

A 型取药接口，对应带螺纹塑料帽的胰岛素笔芯。将取药接口的针头对准胰岛素笔芯的胶塞中心，用力将胰岛素笔芯的螺纹与取药接口拧紧。检查取药针头，保证笔芯胶塞被刺破，连接完成。

B 型取药接口，对应带金属帽的胰岛素笔芯。将取药接口的针头对准胰岛素笔芯的胶塞中心，用力将胰岛素笔芯向里推，直到被取药接口卡紧。旋转 2 圈后，检查取药针头，保证笔芯胶塞被刺破，连接完成。如图 3.8。

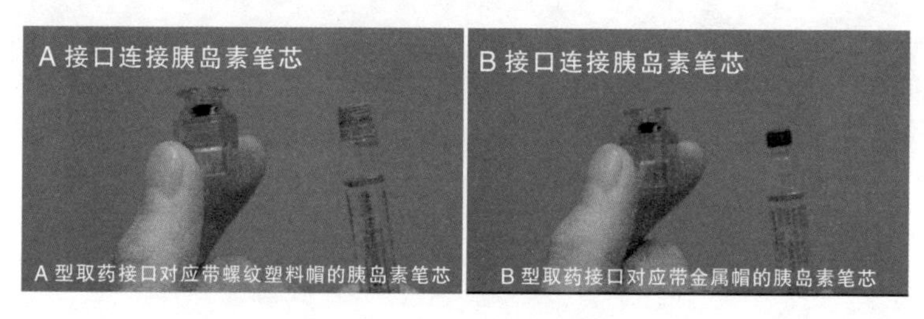

图 3.8　连接胰岛素笔芯。

4.取药、调节注射剂量

打开取药接口的保护盖，将取药接口与药管顶端扣紧。保持注射器呈竖直状态，观察刻度窗口，向左旋转注射器下壳体，直至刻度窗显示需要注射的剂量，操作完成。如图 3.9。

5.检查药管

药管中有气泡时，需要握紧注射器，用力拍击手掌，将气泡拍离药管壁并浮至药管顶端。此时，向右旋转注射器下壳体，将气泡排出。排气过程中注意，保持注射器与手掌呈竖直状态，气

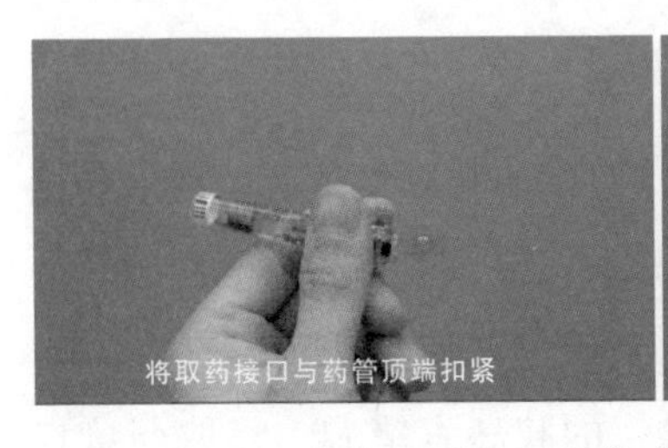

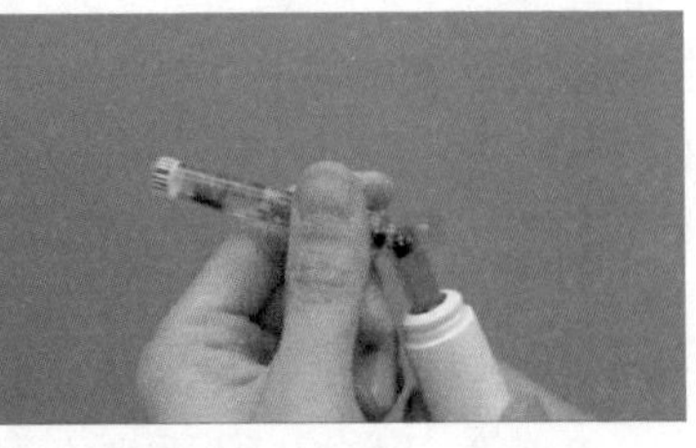

图 3.9　取药、调节注射剂量。

泡在哪一侧就用哪一侧边拍击手掌，尽量一次完成，避免多次拍击，防止将气泡拍碎，增加排气难度。如图 3.10。

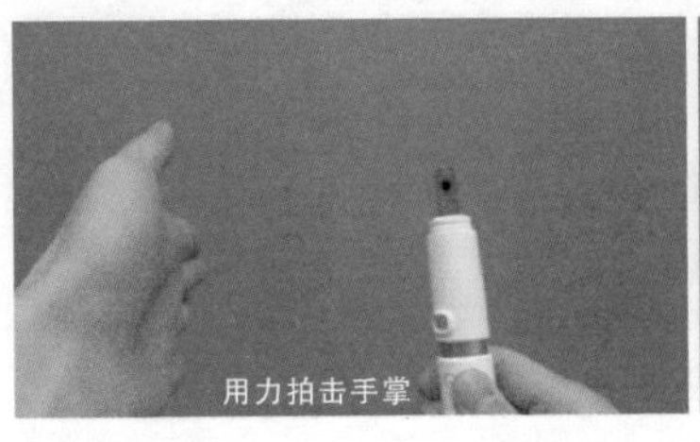

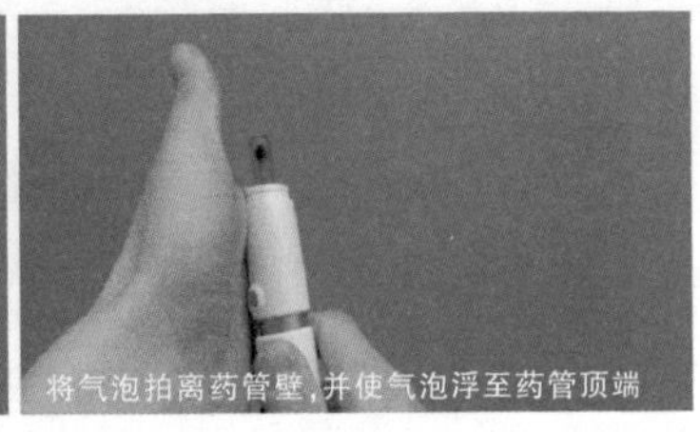

图 3.10　检查药管。

6.消毒皮肤

方法详见本章第 51 页。

7.注射

建议采用坐姿进行注射，使用“八”字型手势握持注射器。注射时身体保持放松状态，药管前端与注射部位垂直并顶紧皮肤，食指按住安全锁不松手，拇指再按下注射按钮，注射瞬间完成（单独按注射按钮无法完成注射，一定要按住安全锁才能按下注射按钮）。

注射前，如果药管顶端有液滴，应使用干棉签擦去后再注射。注射完成后不能立即移开注射器，应该保持按压力度继续按压至少 15 s 移开注射器，再用干棉签轻轻按在注射点上至少 15 s。注射后的两次按压非常重要，应严格按照说明书进行按压。若当注射器已经处于加压状态，因为某种原因需要取消注射时，应将刻度窗口调到“ + ”号，按下安全锁并按下注射按钮，即可将注射器压力释放出来，此时不会浪费药液，也不会对注射器产生损坏。如图 3.11。

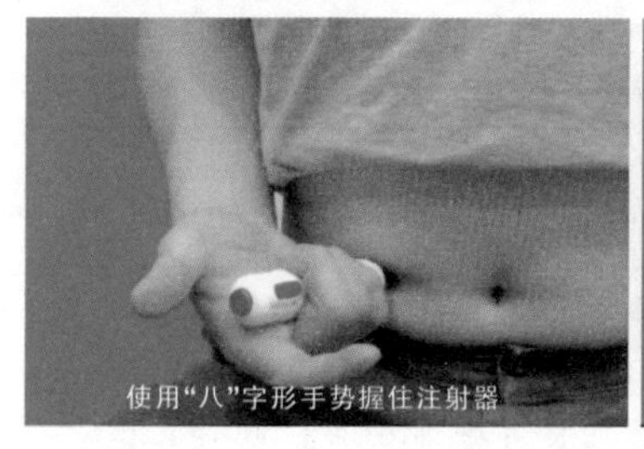

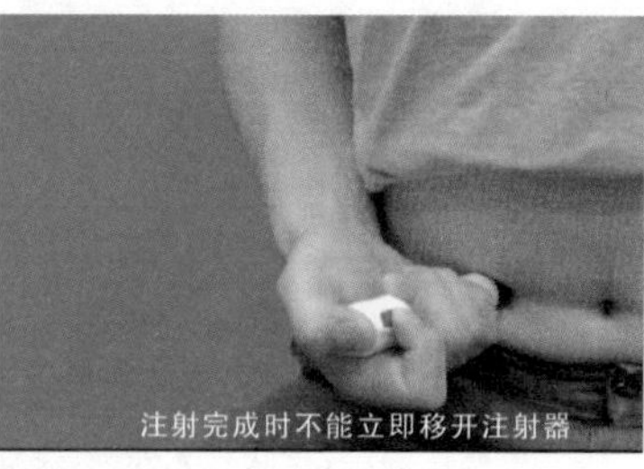

图 3.11　操作过程。

(三)操作后处置

1.更换耗材

(1)更换药管

逆时针旋转药管，直至药管螺纹与底座完全分离，左右晃动药管即可轻松将药管拆下。注意，拆下的药管不能再次安装使用。

(2)更换取药接口

直接将胰岛素笔芯拔出(更换取药接口时需要一边逆时针旋转胰岛素笔芯一边用力向外拔)。

2.耗材使用原则

无针注射器的耗材是一次性使用的产品，建议广大用户及时更换耗材。

药管的重复使用次数最多不应超过14次，以免对注射效果造成影响。

附：无针注射器操作流程及评分标准

程序	步骤	序号
仪表	仪表端庄、着装整洁、符和职业要求	1
核对	双人核对医嘱单与治疗单	1
评估	患者：病情、年龄、意识、生命体征、自理能力、用药史、过敏史(胰岛素、乙醇)、用药效果及不良反应、备餐情况	1
	操作部位：皮肤有无破损、炎症、瘢痕、水肿、脂肪增生、硬结等	2
	心理状态：情绪反应、心理需求	3
	合作程度：患者和(或)家属对此项操作的认知及配合程度	4
	环境：安静、整洁、光线充足、温度适宜	5
操作前准备	护士：洗手、戴口罩	1
	用物： ①治疗车上层：治疗单、治疗盘(内有75%乙醇、棉签)、无针注射器、药管、取药接口、胰岛素(必须检查胰岛素笔芯有无异常；胰岛素是否足量及其有效期；核对胰岛素与取药接口是否匹配；若从冰箱拿出，需提前30 min取出，室温下回暖)；快速手消毒剂 ②治疗车下层：医用废物收集袋、生活废物收集袋 必要时备屏风	2
	双人核对治疗单与药物	3

(待续)

(续表)

程序	步骤	序号
操作过程	携用物至病员床边,核对床号和姓名	1
	评估患者是否进食及血糖情况	2
	协助患者取合适体位	3
	边操作边口述:注射部位可以选择腹部、上臂外侧、大腿外侧和臀部外上侧,优先选择腹部	4
	以腹部注射为例	
	边操作边口述:选择耻骨联合以上1 cm,最低位肋骨以下1 cm,脐周2.5 cm以外的双侧腹部	5
	75%乙醇消毒皮肤2次,待干	6
	消毒范围大于5 cm×5 cm	7
	再次核对患者信息、药物名称、剂量	8
	安装:正确安装无针注射器平头药管,对接胰岛素和取药接口,进行取药(根据胰岛素确定选择A或B取药接口,并将注射器药管朝上垂直进行取药)	9
	排气:药管内有气泡,将气泡排挤到微孔处,通过调节转轮进行排气直至药液溢出即可	10
	加压并调节剂量	11
	将手柄反方向旋转至所需剂量	12
	注射:注射时让患者身体保持放松状态,选择合适的注射手法进行注射	13
	注射完毕,注射器与皮肤在原有力度接触下保持15 s以上,然后将干棉签继续按压15 s以上	14
	将端帽套回无针注射器,废弃平头药管盒、棉签	15
	整理床单位,安置患者,根据病情协助患者取合适体位,并告知进食时间	16
	再次核对治疗单、患者及腕带信息(2个以上查对点)	17

(待续)

（续表）

<table>
<tr><th>程序</th><th colspan="2">步骤</th><th>序号</th></tr>
<tr><td rowspan="4">操作后处理</td><td colspan="2">用物：依据《消毒技术规范》和《医疗废物处理条例》做相应处理</td><td>1</td></tr>
<tr><td colspan="2">护士：洗手</td><td>2</td></tr>
<tr><td rowspan="2">记录</td><td>在治疗单上打钩、记录时间、签全名</td><td rowspan="2">3</td></tr>
<tr><td>如系危重患者，在危重护理记录单上按要求记录</td></tr>
<tr><td rowspan="5">效果评价</td><td colspan="2">正确查对无误</td><td>1</td></tr>
<tr><td colspan="2">无菌观念强</td><td>2</td></tr>
<tr><td colspan="2">操作规范熟练，安全有效，剂量准确</td><td>3</td></tr>
<tr><td colspan="2">沟通良好，体现人文关怀</td><td>4</td></tr>
<tr><td colspan="2">建议时间 8 min</td><td>5</td></tr>
</table>

四、胰岛素泵操作规范

胰岛素泵的规范操作是胰岛泵治疗取得成功的关键所在。在此将详细阐述院内胰岛素泵使用的标准流程、植入前的准备工作、输注管路的正确选择和正确植入方法，以及胰岛素泵使用过程中的护理等重点内容。

（一）操作前的准备

1.物品准备

胰岛素泵、助针器、棉签、75%乙醇、胰岛素、胰岛素泵匹配的储药器及连接管路、洗手液、治疗卡、泵套、泵夹、基础率表、锐器盒、生活垃圾桶、医疗垃圾桶、胶布或敷贴(必要时或年龄小的患儿使用)。

2.核对

核对医嘱,核对患者身份,核对胰岛素的名称、剂型及有效期。检查泵管的有效期及外包装有无破损。

3.评估

(1)胰岛素泵

设定:时间和日期。

检查:是否运行正常,当泵有摔落或浸水等情况时需要自检。

电量:检查电量,最好更换新电池,且更换后也应检查电量。

(2)胰岛素

剂型:速效胰岛素类似物或短效人胰岛素,常规浓度为U100(100 IU/mL),现有的中效胰岛素、长效胰岛素和预混胰岛素均不适合用于胰岛素泵治疗[24]。

检查:有效期、外观有无异常、瓶内液体是否有污染和絮状物。

(3)输注管路

1)输注管路针头的选择

①针头材质:目前常见的输注管路针头材质有软针和钢针两种。

A. 软针:由塑料软管和引导针组成,患者植入过程中需使用助针器配合。软针植入后需拔出引导针,将塑料软管留置于患者皮下。其主要优点在于佩戴舒适,无针刺感觉,也无断针的风险。

B.钢针:适用于对塑料软管过敏、曾发生软针折弯、活动量大、塑料软管频繁出现扭结的患者。钢针植入过程类似于注射,无须助针装置[24]。

②针头长度:针头长度也分长针和短针两种。对于垂直管路,短针是指 6 mm 长度,长针是指 8~10 mm 长度;而对于斜插管路,短针是指 13 mm 长度,长针是指 17 mm 长度。

绝大多数患者适宜使用长度较短的针头,如垂直管路 6 mm、9 mm长度,斜插管路 13 mm 长度。

传统观点认为,长针可能适用于 BMI 较高、基础率较高(≥2.5 IU/h)、短针疗效不理想的患者,但尚未经过严格的临床研究证实。另外,较长的塑料软管在皮下组织内形成扭结的风险可能较高[24]。

2)输注管路的选择要点　输注管路的正确选择与应用是胰岛素泵治疗成功的关键因素。输注管路的选择原则如下[24]:

①输注装置的属性:选择与胰岛素泵匹配的管路型号、针头的材质和长度、输注管的材质和长度、植入方式等。

②患者自身因素:患者年龄、身体特征、活动水平、个人喜好、经济条件和免疫系统功能等。

3)输注管路的长度选择　输注管分为短输注管(通常为 60 cm)和长输注管(通常为110 cm)。应根据患者情况选择,建议多数患者选择长度较短的输注管。与长输注管相比，短输注管有如下优点[24]：

①缠结或与日常用品（如门把）发生缠绕的可能性较小；

②更适合儿童使用；

③更接近患者身体，更易察觉到报警；

④较少暴露于炎热、寒冷和阳光中。

长输注管适合喜欢将泵放置于远离植入位置的患者，例如，小腿一侧、裤袋内或腰带上等[24]。

使用具有实时动态血糖监测功能胰岛素泵的患者，应注意输注管长度的选择。应使胰岛素泵靠近发送器，以便实现最佳的血糖数据传输。对于偏好长输注管的患者，建议入睡时将输注泵放置于被褥之外，以便及时察觉报警[24]。

4）特殊人群

①儿童和青少年：对于婴幼儿及学龄前儿童，建议使用20°~45°（斜插式管路）的锐角植入输注管路；对于能够配合完成植入过程的儿童，建议使用90°（直插式管路）植入角度的输注管路。根据儿童特点选择合适长度的输注管路，建议使用长度较短（通常为60 cm）的管路[24]。

②妊娠期女性：建议选择较长的输注管路（通常为110 cm）。

③老年患者：根据老年患者皮下脂肪的厚度，选择合适的管路。

④围术期：根据患者情况及手术部位、方式等选择合适的

管路。

(4)环境

评估安装环境,病室保持清洁、整齐、明亮、安静、舒适,室内空气保持新鲜。必要时,拉上屏风,给予患者必要的遮挡,保证患者隐私。

(5)患者

1)一般情况　对患者的家庭背景、文化程度、生活习惯、经济状况、病情和治疗情况、过敏史(乙醇)、用药史、药物不良反应、对糖尿病知识和胰岛素泵的认知程度,以及存在的心理问题等进行全面的评估。

评估患者进食状况,了解患者血糖情况,检查植入部位皮肤,有无瘢痕、皮下脂肪增生、硬结、瘀青、红肿和感染等现象。

2)特殊人群的评估

①儿童和青少年

A.心理评估:内容详见本章第47页。

B.活动方式评估:儿童多活泼好动,求知欲强,容易对新生事物产生好奇心。评估患儿的活动能力及对胰岛素泵治疗的认知,选择适宜的植入部位。

C.家庭因素的评估:评估监护人/主要照顾者对患儿疾病的重视程度以及对胰岛素泵治疗的认知;家庭经济条件能否承担胰岛素泵及耗材费用;监护人/主要照顾者的学习与动手能力。

②妊娠期女性

A.心理评估:评估妊娠期女性的心理特点、用泵的意愿及治疗的期望值。

B. 血糖评估：评估妊娠期女性当前血糖水平、血糖波动情况、高血糖和低血糖发生频率和时间。

C. 植入部位评估：评估妊娠时间、皮下脂肪厚度，是否有妊娠纹、皮肤过敏处、皮下硬结等。

③老年患者：评估肝肾等重要脏器功能、是否患有并发症与合并症、合并用药情况、家庭支持、医疗支持以及预期寿命。

评估听力、视力、认知能力、自我管理能力和活动能力。

④围术期患者

A. 术前评估：根据中国胰岛素泵治疗护理管理规范[24]，术前需评估以下几方面。

a. 评估患者的血糖情况、降糖治疗方案，以及血糖和饮食的关系。

b. 评估患者手术名称、手术部位、手术及麻醉方式，确定胰岛素泵植入部位。

c. 评估手术过程中是否需要胰岛素泵基础率的支持，是否接触放射性或强磁场等特殊物理环境，术后是否需要胰岛素泵治疗。

–可戴泵手术的情况：术中需要胰岛素输注基础率，术后仍需继续胰岛素泵治疗，输注部位不影响手术，手术过程中不接触特殊环境者。

–需分离管路的情况：术中不需要胰岛素输注基础率，术后仍需继续胰岛素泵治疗，且输注部位不影响手术或手术过程中可能接触特殊环境者。

－需撤泵的情况:术中不需要胰岛素输注基础率,术后不需要胰岛素泵治疗。

d. 评估手术护士对胰岛素泵的管理能力。

B. 术中评估

a. 评估患者的血糖波动情况。

b. 戴泵手术的患者,需评估胰岛素泵是否正常运行。

C. 术后评估

a. 评估患者的血糖与进食情况。

b. 关注基础率与餐前大剂量。

c. 胰岛素泵是否正常运行。

4.告知

与患者及家属沟通,解释操作目的,介绍操作过程及使用注意事项,签署胰岛素泵治疗知情同意书,取得患者的合作。

5.注射部位选择

(1)一般情况

美国糖尿病教育家协会(American Association of Diabetes Educators, AADE)指南建议,根据可操作性、神经及主要血管之间的距离、皮下组织的状况等,对人体不同的胰岛素输注部位给予评分,评分标准如图 3.12[24]。

评分从高到低为“极好的输注部位”到“不好的输注部位”。

首选腹部,其次可依次选择上臂、大腿外侧、后腰和臀部等,需避开腹中线、瘢痕、胰岛素注射硬结、腰带位置、妊娠纹和脐周

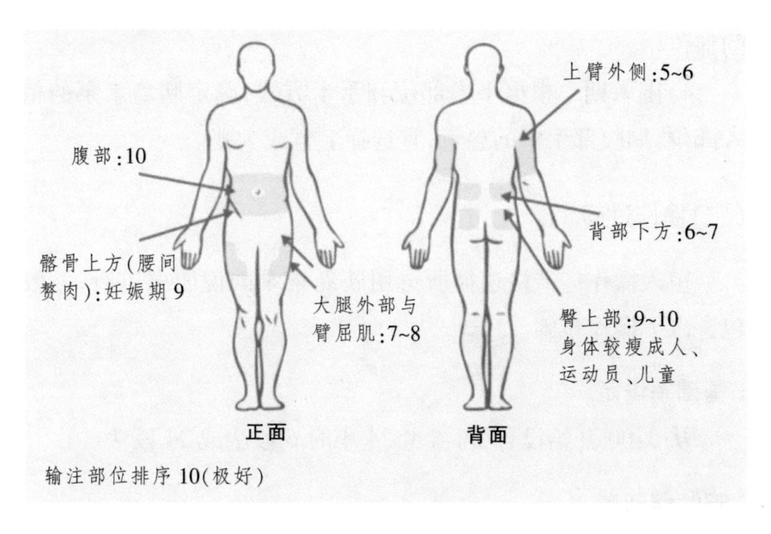

图 3.12　植入部位评估。

2 ~ 3 cm以内,避开血管部位,避开皮肤水肿部位。

(2)特殊人群

1)儿童和青少年　儿童植入部位的选择与成人基本相似,但选择时要结合患儿的活动方式与喜好。1 ~ 3 月龄的患儿可选择在大腿进行穿刺;6 ~ 12 月龄的患儿,喜匍匐爬行,可选择大腿前外侧上 1/3,避免爬行对注射部位带来的摩擦[24]。

2)妊娠期女性　首选腹部,其次可依次选择上臂、大腿外侧、后腰和臀部等,需避开腹中线、瘢痕、胰岛素注射硬结、腰带位置、妊娠纹和脐周 2 ~ 3 cm 以内,妊娠早期植入部位同成人,妊娠中晚期的患者慎选腹部[25]。

3)老年患者　根据老年患者的皮下脂肪厚度等选择合适

的部位。

4)围术期　根据手术部位和手术方式,确定胰岛素泵的植入部位,如腹部手术的患者,宜选择上臂或大腿。

(二)操作过程

植入操作应严格遵循所选用胰岛素泵的说明书进行,一般包含以下操作步骤。

1.基础率设定

从0:00开始设置,可参考24小时6段法或24段法。

2.安装储药器

(1)储药器胰岛素抽取

连接胰岛素和储药器,拉动针栓,向储药器内缓慢抽取胰岛素,抽药完毕后排空储药器内的空气,如图3.13[24]。

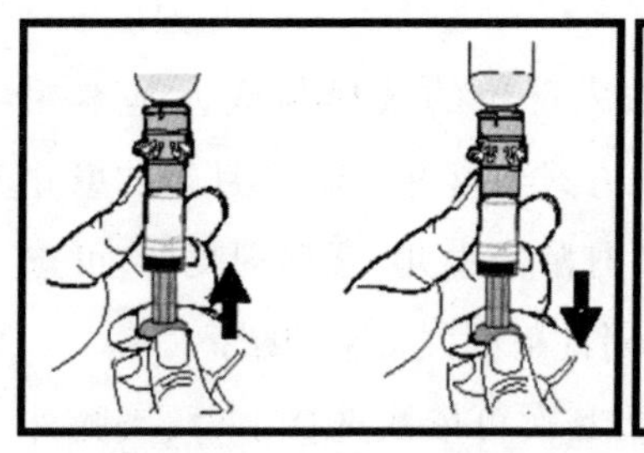
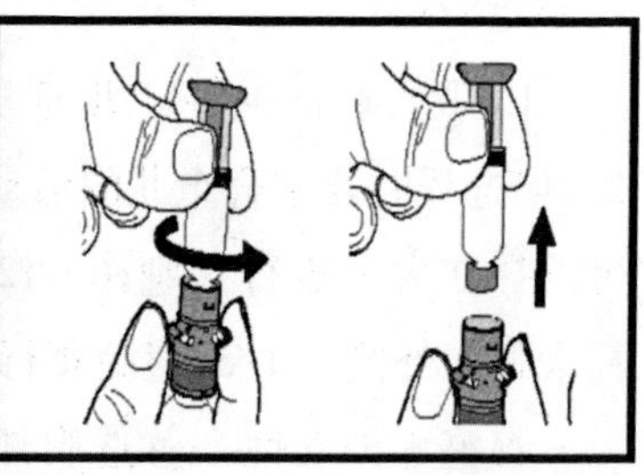

图3.13　抽药示意图。

(2)连接输注管路

将抽完药的储药器与输注管路连接,确保无漏液。注意部分型号此步骤在储药器安装进入胰岛素泵后操作。

(3)马达复位

请根据所选用胰岛素泵的说明书进行操作。

(4)连接胰岛素泵

将连接好的储药器安装进入胰岛素泵,如图 3.14[24]。

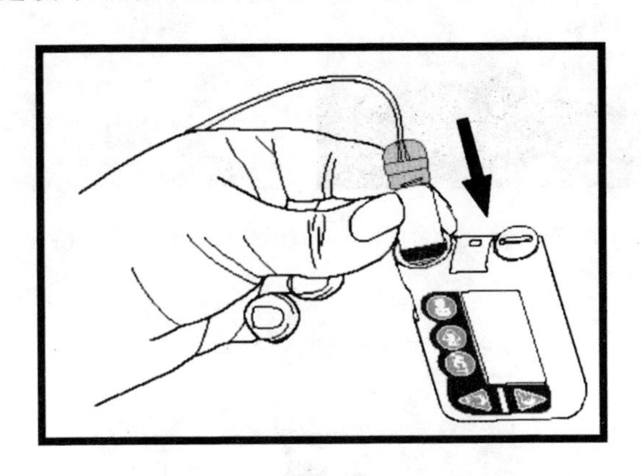

图 3.14　储药器安装示意图。

3.充盈管路

根据所选用胰岛素泵,使胰岛素充满输注管路,确保管路中没有空气。

4.消毒皮肤

用 75% 乙醇,消毒范围直径应≥8 cm,消毒 2 遍,自然待干。

5.注射进针

将输注管路的针头埋入皮下,包括手动植入和助针器植入两种方式(植入软针后需拔除引导针)。植入过程注意观察患者的精神状态、反应、有无出血,以及对疼痛是否耐受。如图3.15至图3.17[24]。

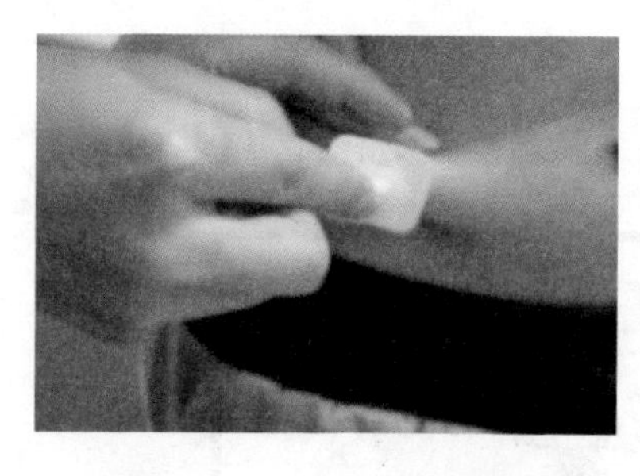

图3.15　钢针植入示意图。

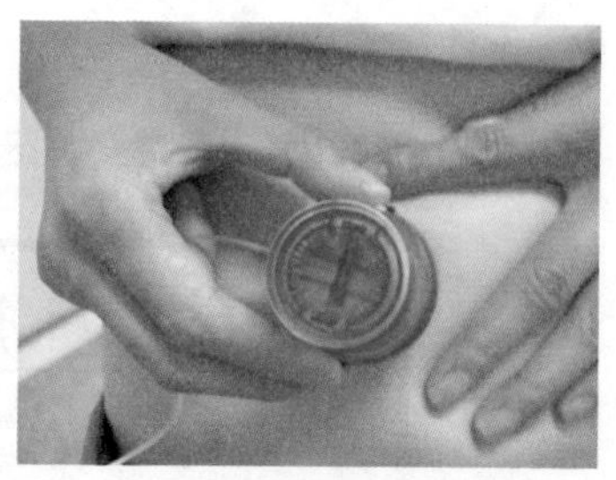

图3.16　直插软管植入示意图。

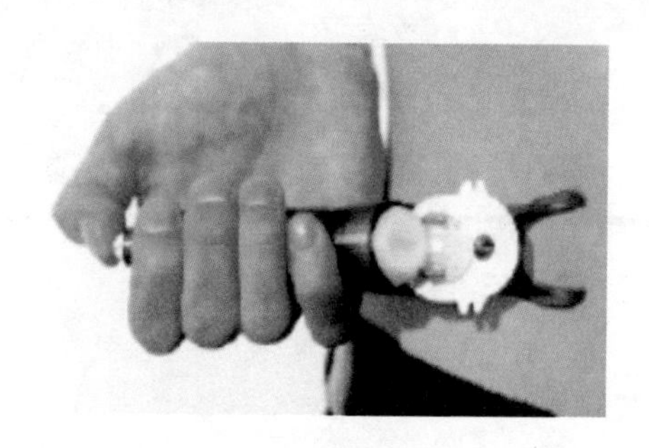

图3.17　斜插软管植入示意图。

根据与皮肤表面所呈角度不同,分为垂直管路(直角90°)或斜插管路(锐角20°~45°)两种[24]。

垂直管路:操作简单方便,适用于绝大多数的患者。

斜插管路:比垂直管路更长,有助于减少软管脱落风险。适用于纤瘦、肌肉发达或针头脱出风险高的患者,如活泼好动的儿童、运动员。

(1)特殊人群注射进针的方法

1)儿童和青少年 胰岛素泵使用的操作流程与成人基本相似,但由于婴幼儿的特殊性,在操作过程中需要掌握进针速度和植入角度。临床实践中可选用助针器辅助植入或手动植入的方式,手动植入时需要捏皮[24]。

2)妊娠期女性 建议使用斜插软针,妊娠中期或晚期患者由于腹部组织为紧绷状态,30°~45°进针角度的设置可减少软管脱出或弯针的风险[24]。注射部位的轮换可通过以下方式正确实施:

①同一注射部位内的注射点之间的间隔约为一指宽。

②同一注射部位的注射时间间隔至少4周。

3)老年患者 由于老年患者皮下脂肪较薄,在操作中需要掌握进针速度和植入角度。临床实践中可选择助针器或手动植入的方式,手动植入时需要捏皮[24]。

6.固定

抚平敷贴,必要时加用透明贴膜覆盖加强固定。

7.定量充盈

根据不同管路的说明书进行充盈。

(三)操作后处置

1.穿刺针头处理

为了防止针刺伤,将针头放入专用注射容器内丢弃。

2.患者健康教育

(1)一般情况

在为患者安装胰岛素泵后,胰岛素泵师或护士应与患者及家属进行充分沟通,包括如下方面[24]:

1)在胰岛素泵治疗期间,每次进餐前,应通知护士注射餐前大剂量。

2)如胰岛素泵出现震动或报警,应立即告知护士,检查泵的运行是否正常。

3)如出现头晕、心慌、手抖、出汗,应及时通知护士处理。

4)不能戴泵行CT、MRI检查,磁场会损坏胰岛素泵的马达功能;如果需要行CT或MRI检查,应及时通知护士取下胰岛素泵。

5)胰岛素泵目前不具备防水功能,如需洗澡,应通知护士取下胰岛素泵或带上防水套。

6)如有不明之处,应及时与护士联系。

(2)特殊人群

1)儿童及青少年

①监护人/主要照护者的责任:根据中国胰岛素泵治疗护理管理规范[24],监护人/主要照护者的责任主要有以下三个方面。

A.掌握胰岛素泵操作规程,正确设置参数;掌握胰岛素泵报警处理流程;根据医嘱选用速效或短效胰岛素;选择合适体位和植入部位；严格按照无菌技术原则进行操作；植入时，根据不同品牌的输注装置采取不同的进针方法：记录基础输注率和餐前大剂量数值。

B. 日常检查内容：每天检查屏幕显示情况，有无报警；电池电量是否足够；回顾基础率、大剂量历史是否正确；储药器内胰岛素剩余量是否足够；输注管路是否通畅，有无裂痕或连接松动；快速分离器是否紧固，胰岛素有无溢漏；观察注射部位皮肤有无红肿、硬结或疼痛，针头有无脱出；检查管路植入时间，按要求及时更换输注管路；检查胰岛素泵清洁程度。

C. 规范监测血糖，必要时监测凌晨3点血糖，也可使用动态血糖监测。

②患儿教育：根据中国胰岛素泵治疗护理管理规范[24]，患儿教育主要包括以下几个方面。

A. 加强患儿对胰岛素泵重要性的教育，尽可能让患儿理解佩戴胰岛素泵的意义，避免患儿将胰岛素泵当成玩具而对其进行丢、摔或乱按按钮而导致意外事件发生。尽可能将胰岛素泵隐藏在患儿不易取用的部位，应用胰岛素泵套，启用安全锁。

B. 鼓励患儿从学龄前期开始逐渐参与到胰岛素泵的操作过程中，例如，可以让孩子准备物品、消毒皮肤。与患儿探讨不同输注管路及植入部位对舒适度的影响，鼓励患儿自己选择胰岛素泵佩戴的方式。

C. 鼓励患儿积极参与社会实践活动和团体活动；当患儿

独立参加外出活动时，指导患儿设置胰岛素的输注量和方式。

D. 关注患儿的心理和行为，多进行沟通，耐心听取他们的想法，帮助建立健康的生活模式和疾病治疗观念，避免因叛逆及其他不良心理导致的冒险行为，如停止注射胰岛素、随意多次地注射大剂量、修改基础率等。根据患儿的能力和依从性情况，逐步将管理者过渡到患儿本人，监护人/主要照护者定期参与和检查患儿的胰岛素注射和血糖监测情况。

E. 教育患儿未分离胰岛素泵前避免接触特殊物理环境，例如，强辐射与强磁场、高压环境、极端温度等。

F. 帮助患儿建立合理的良好的饮食习惯，减少由于不良饮食习惯导致的高、低血糖事件。

2）妊娠期女性　评估、植入部位和方式的选择等具体内容同前。

3）老年患者　老年患者及其主要照顾者，掌握胰岛素泵操作规程和日常检查方法，具体内容同前，必要时监测凌晨3点血糖。主要照顾者与患者一起管理胰岛素泵的使用，密切观察血糖的变化，重点强调低血糖的表现和预防措施[24]。

4）围术期　根据中国胰岛素泵治疗护理管理规范[24]，围术期患者健康教育主要包括：

①每天监测血糖4～8次，根据血糖情况调整基础率和餐前大剂量。

②观察及调整患者禁食期间和特殊饮食期间的基础率。

③根据手术过程中是否需要胰岛素泵基础率的支持,是否接触放射性或强磁场等特殊物理环境,确定是否分离管路或撤泵。

④关注术后患者的血糖、饮食情况、输注部位,以及胰岛素泵的运行情况,及时调整基础率和餐前大剂量。

(四)胰岛素泵使用过程中的护理

1.日常检查

(1)检查项目和时机(表3.2[24])

表3.2 检查项目和时机

项目/时机	每天	餐前大剂量	睡前
屏幕显示	√	√	√
电量	√	√	√
基础率回顾	√		
大剂量历史	√		
储药器内胰岛素余量	√	√	√
输注管路	√	√	√
输注部位	√	√	√

(2)检查内容

根据中国胰岛素泵治疗护理管理规范[24],检查内容主要有:

1)屏幕显示情况,有无报警;

2)电池电量是否足够;

3）回顾基础率、大剂量历史是否正确；

4）储药器内胰岛素剩余量是否足够；

5）输注管路是否通畅，有无裂痕或连接松动，快速分离器是否紧固，胰岛素有无溢漏；

6）观察注射部位皮肤有无红肿、硬结或疼痛，针头有无脱出；

7）检查管路植入时间，按要求更换；

8）检查胰岛素泵清洁程度。

2.血糖监测

建议植入后1~3 h内检查血糖水平。

每日监测三餐前、三餐后2 h、睡前血糖，必要时监测凌晨3点血糖，也可使用动态血糖监测[24]。

3.更换输注管路

根据中国胰岛素泵治疗护理管理规范[24]，主要内容如下：

1）根据使用说明书在规定的时间内使用，通常2~3天。

2）当储药器内胰岛素用完或胰岛素开启到期后，应更换新的储药器与新的输注管路。

3）不建议在即将就寝时更换输注管路，除非在植入后1~3 h内能够检测血糖水平。

4）当发现血糖升高、产生酮体或调整大剂量也无法处理高血糖时，应检查储药器内的胰岛素、储药器、输注管路和植入部位，必要时更换输注管路。

4.注射部位轮换

根据中国胰岛素泵治疗护理管理规范[24]，主要内容如下：

重新进行管路植入时应与上一次管路植入距离至少 2 cm 以上；对于使用实时动态血糖监测的患者，管路植入部位应距离探头植入部位 7.5 cm 以上。输注管路和植入部位在妊娠期间需勤更换。

目前常用的输注部位轮换方法有“M/W 法”与“钟面法”。

(1) M/W 法

在肚脐一侧想象出一个字母“M”形，另一侧为一个“W”形。在一个字母的末端开始植入，然后沿该字母书写的方向顺序变更每一个交接点，如图 3.18。

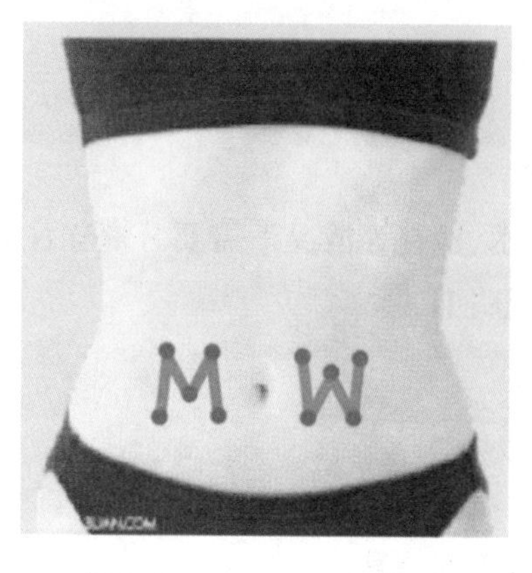

图 3.18　M /W 法示意图。

(2)钟面法

在肚脐周围,模拟一个钟面。变更植入部位时,从 12 点钟位置开始植入,然后沿顺时针方向变更植入部位到 3 点、6 点,以此类推,如图 3.19。

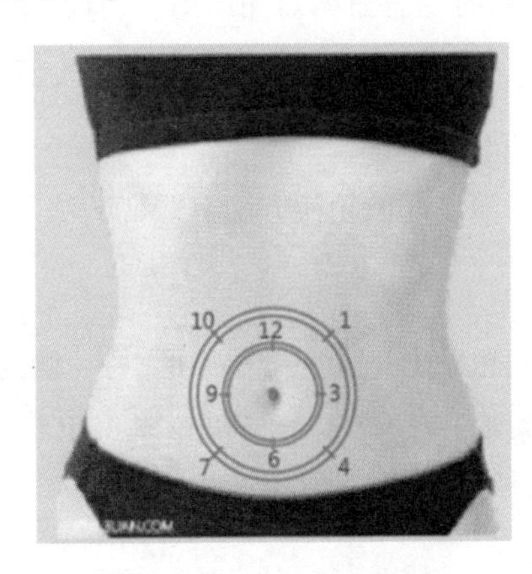

图 3.19　钟面法示意图。

5.输注管路分离

在洗澡、手术、检查等情况下需要分离输注管路,具体方法参照胰岛素泵说明书。

(五)撤泵

1. 评估患者血糖情况,核对医嘱;
2. 双人确认患者信息;
3. 拔除管路,按医疗废物规范要求处置;
4. 用棉签轻按穿刺点,观察输注部位皮肤情况;

5. 设置基础率为零；

6. 胰岛素泵清洁与归位；

7. 做好记录。

附:胰岛素泵的使用操作流程

程序	步骤	序号
仪表	仪表端庄、着装整洁、符合职业要求	1
核对	双人核对医嘱单与治疗单	1
评估	患者:病情、年龄、意识、生命体征、自理能力、用药史、过敏史(胰岛素、乙醇)	1
	操作部位:皮肤有无破损、炎症、瘢痕、水肿、脂肪增生、硬结等	2
	仪器:性能良好,电量充足,日期、时间与当前相符	3
	心理状态:情绪反应、心理需求	4
	合作程度:患者和(或)家属对此项操作的认知及配合程度	5
	环境:安静、整洁、光线充足、温度适宜	6
操作前准备	护士:洗手、戴口罩	1
	用物: ①治疗车上层:治疗单、胰岛素泵(MMT－712)、胰岛素输注装置(内有储药器、输注管路)、治疗盘(内有75%乙醇、棉签、透明贴膜)、胰岛素基础率分布表、快速手消毒剂 ②治疗车下层:医用废物收集袋、生活废物收集袋、利器盒 必要时备屏风	2
	双人核对治疗单与药物	3

（待续）

（续表）

程序	步骤	序号
操作过程	根据医嘱，参照胰岛素基础率分布表设置基础率：按“ACT”键→选择“基础率”→选择“设定/编辑基础率”→按“ACT”键，开始根据基础率表进行设置	1
	马达复位：按“ACT”键→选择“充盈”→按“ACT”键→选择“马达复位”→复位完成→按“ACT”键确认	2
	用正确方法抽吸胰岛素于储药器内	3
	连接输注管路	4
	将储药器安装于胰岛素泵卡槽内，长按“ACT”键充盈排气，针尖有1滴胰岛素溢出即可	5
	排气后将胰岛素泵置于治疗盘内备用	6
	携用物至床旁，查对患者及腕带信息（2个以上查对点），告知患者，取得合作	7
	协助患者取平卧位，暴露操作部位皮肤	8
	选择腹部脐周5 cm以外，避开瘢痕、腰带、弯腰处，用75%乙醇消毒皮肤2次、自然待干，消毒范围大于8 cm×8 cm	9
	将连接管前端正确安装在助针器中，拔去安全帽和敷贴	10
	核对患者信息、药物、胰岛素泵基础率	11
	一手拇指和食指绷紧注射部位皮肤	12
	另一手持针，针头快速垂直刺入皮下	13
	固定针头，用透明贴膜二次固定穿刺部位	14
	妥善固定管路，注明置入日期、时间，签全名	15
	定量充盈，确认工作正常，妥善放置于腰带处	16
	整理床单位，协助患者整理衣物并取合适体位	17

（待续）

（续表）

程序	步骤		序号
操作过程	再次核对治疗单、患者及腕带信息(2个以上查对点)		18
	根据医嘱告知患者进餐前是否注射胰岛素		19
	告知注意事项,进行健康指导		20
	洗手,记录		21
	摘除胰岛素泵		
	携用物至床旁,查对患者及腕带信息(2个以上查对点),告知患者,取得合作		22
	正确方法去除透明贴膜,拔除针头,用棉签按压穿刺部位至无渗液		23
	整理床单位,根据病情协助患者取合适体位		24
	将仪器带回,清洁备用		25
操作后处理	用物:依据《消毒技术规范》和《医疗废物管理条例》做相应处理		1
	护士:洗手		2
	记录	在治疗单上打钩、记录时间,签全名	3
		如系危重患者,在危重护理记录单上按要求记录	
效果评价	正确查对无误		1
	无菌观念强		2
	胰岛素泵参数设置合理,针头植入皮下位置正确		3
	操作规范熟练,安全有效		4
	沟通良好,体现人文关怀		5
	建议时间 12 min		6

（王晓云　吴辽芳　郑会珍　沈小飞　编著　许洪梅　校对）

参考文献

[1] 中华糖尿病杂志指南与共识编写委员会,中国糖尿病药物注射技术指南(2016 版)[J]. 中华糖尿病杂志,2017,9(2):79 - 105.

[2] Chantelau E, Lee DM, Hemmann DM, et al. What makes insulin injections painful? [J]. BMJ, 1991,303(6793):26 - 27.

[3] Frid A, Linde B. Intraregional differences in the absorption of unmodified insulin from the abdominal wall[J]. Diabet Med, 1992,9(3):236 - 239.

[4] Annersten M, Willman A. Performing subcutaneous injections: a literature review[J]. Worldviews Evid Based Nurs, 2005,2(3):122 - 130. DOI: 10.1111/ j.1741 - 6787.2005.00030.x.

[5] Bantle JP, Neal L, Frankamp LM. Effects of the anatomical region used for insulin injections on glycemia in type I diabetes subjects[J]. Diabetes Care, 1993,16(12):1592 - 1597.

[6] Vidal M, Colungo C, Jansà M. Update on insulin administration techniques and devices (Ⅰ) [J]. Av Diabetol, 2009, 24(2):175 - 190.

[7] Koivisto VA, Felig P. Alterations in insulin absorption and in blood glucose control associated with varying insulin injection sites in diabetic patients[J]. Ann Intern Med, 1980,92(1):59 - 61.

[8] Hauner H, Stockamp B, Haastert B. Prevalence of lipohypertrophy in insulin-treated diabetic patients and predisposing factors[J]. Exp Clin Endocrinol Diabetes, 1996,104(2):106 - 110. DOI: 10.1055/s - 0029 - 1211431.

[9] Ahern J, Mazur M. Site rotation[J]. Diabetes Forecast, 2001,54(7):66

-68.

[10]Bantle JP, Weber MS, Rao SM, et al. Rotation of the anatomic regions used for insulin injections and day-to-day variability of plasma glucose in type Ⅰ diabetic subjects[J]. JAMA, 1990,263(13):1802-1806.

[11]Juip M, Fitzner K. A problem-solving approach to effective insulin injection for patients at either end of the body mass index[J]. Popul Health Manag, 2012,15(3):168-173. DOI:10.1089/pop.2011.0039.

[12]Vardar B, Kizilci S. Incidence of lipohypertrophy in diabetic patients and a study of influencing factors[J]. Diabetes Res Clin Pract, 2007,77(2):231-236. DOI: 10.1016/j.diabres.2006.12.023.

[13]Strauss A. Insulin injection techniques[J]. Pract Diabetes Int, 1998, 15(6):181-184.

[14]赵芳,周莹霞.糖尿病临床护理实用手册[M].天津:天津科学技术出版社,2015.

[15]Annersten M, Frid A. Insulin pens dribble from the tip of the needle after injection[J]. Pract Diabetes Int, 2000,17(4):109-111. DOI: 10.1002/1528-252X(200006) 17:4 <109:AID-PDI42 >3.0.CO;2-N.

[16]Ginsberg BH, Parkes JL, Sparacino C. The kinetics of insulin administration by insulin pens[J]. Horm Metab Res, 1994,26(12):584-587. DOI: 10.1055/s-2007-1001764.

[17] Broadway CA. Prevention of insulin leakage after subcutaneous injection [J]. Diabetes Educ, 1991,17(2):90.

[18]郭晓蕙.中国糖尿病患者胰岛素使用教育管理规范[M].天津:天津科学技术出版社,2016.

[19]Jamal R, Ross SA, Parkes JL, et al. Role of injection technique in use of

insulin pens: prospective evaluation of a 31-gauge, 8-mm insulin pen needle[J]. Endocr Pract, 1999,5(5):245 - 250. DOI: 10.4158/EP.5.5.245

[20] King L. Subcutaneous insulin injection technique[J]. Nurs Stand, 2003, 17(34):45 - 52; quiz 54 - 55. DOI: 10.7748/ns2003.05.17.34.45.c3388.

[21] Rissler J, Jφrgensen C, Rye HM, et al. Evaluation of the injection force dynamics of a modified prefilled insulin pen[J]. Expert Opin Pharmacother, 2008,9(13):2217 - 2222. DOI:10.1517/14656566.9.13.2217.

[22] Siegmund T, Blankenfeld H, Schumm-Draeger PM. Comparison of usability and patient preference for insulin penneedles produced with different production techniques: "thin-wall" needles compared to "regular-wall" needles: an open-label study[J]. Diabetes Technol Ther, 2009,11(8): 523 - 528. DOI: 10.1089/dia.2009.0048.

[23] Chantelau E, Schiffers T, Schütze J, et al. Effect of patient-selected intensive insulin therapy on quality of life[J]. Patient Educ Couns, 1997, 30(2):167 - 173.

[24] 郭晓蕙. 中国胰岛素泵治疗护理管理规范[M]. 武汉:湖北科学技术出版社,2018.

[25] 中国医师协会内分泌代谢科医师分会,中华医学会内分泌学分会,中华医学会糖尿病学分会. 中国胰岛素泵治疗指南(2014 版)[J]. 糖尿病临床,2014,8(9):407.

第4章
糖尿病药物注射常见问题及处理方法

一、常见不良反应及处理方法

(一)低血糖

1.定义

对于非糖尿病患者,低血糖症的诊断标准为血糖 <2.8 mmol/L。而对于接受药物治疗的糖尿病患者,只要血糖水平≤3.9 mmol/L即属低血糖范畴[1]。

2.发生机制

糖尿病患者常伴有自主神经功能障碍,影响机体对低血糖的反馈调节能力,增加了发生严重低血糖的风险。同时,低血糖也可能诱发或加重患者自主神经功能障碍,形成恶性循环[1]。对于一些年龄偏大或肾功能不全的患者,胰岛素的强化治疗增加了低血糖的风险[2]。

3.危害

既往研究表明,低血糖反应会增加心血管事件的风险,尤其是严重低血糖会使患者出现严重高血压、低血钾、QT 间隙延长等症状的概率明显增加[3]。

4.临床表现

低血糖的临床表现与血糖水平以及血糖的下降速度有关，可表现为交感神经兴奋（如心悸、焦虑、出汗和饥饿感等）和中枢神经症状（如神志改变、认知障碍、抽搐和昏迷）。但老年患者发生低血糖时常可表现为行为异常或其他非典型症状。夜间低血糖常难以发现，因而得不到及时处理。有些患者屡发低血糖后，可表现为无先兆症状的低血糖昏迷[1]。

5.低血糖分层

（1）血糖警惕值：血糖≤3.9 mmol/L，需要服用速效碳水化合物和调整降糖方案剂量；

（2）临床显著低血糖：血糖 <3.0 mmol/L，提示有严重的、临床上有重要意义的低血糖；

（3）严重低血糖：没有特定血糖界限，伴有严重认知功能障碍且需要其他措施帮助恢复的低血糖[4-5]。

6.低血糖处理流程

当患者出现低血糖反应时，需要立即进食含糖或淀粉的饮料或食物。如果条件允许，应立即检测血糖值，随后“吃 15，等 15”，即摄入 15 g 的葡萄糖或其他无脂碳水化合物，等待 15 min 后再次检测血糖值。若血糖值没有上升到正常，再次摄入 15 g 的葡萄糖或其他无脂碳水化合物，15 min 后再次检测血糖[6]（图 4.1）。尽量避免摄入脂肪，因为它会减慢碳水化合物的吸收，并且增加过多的热量。

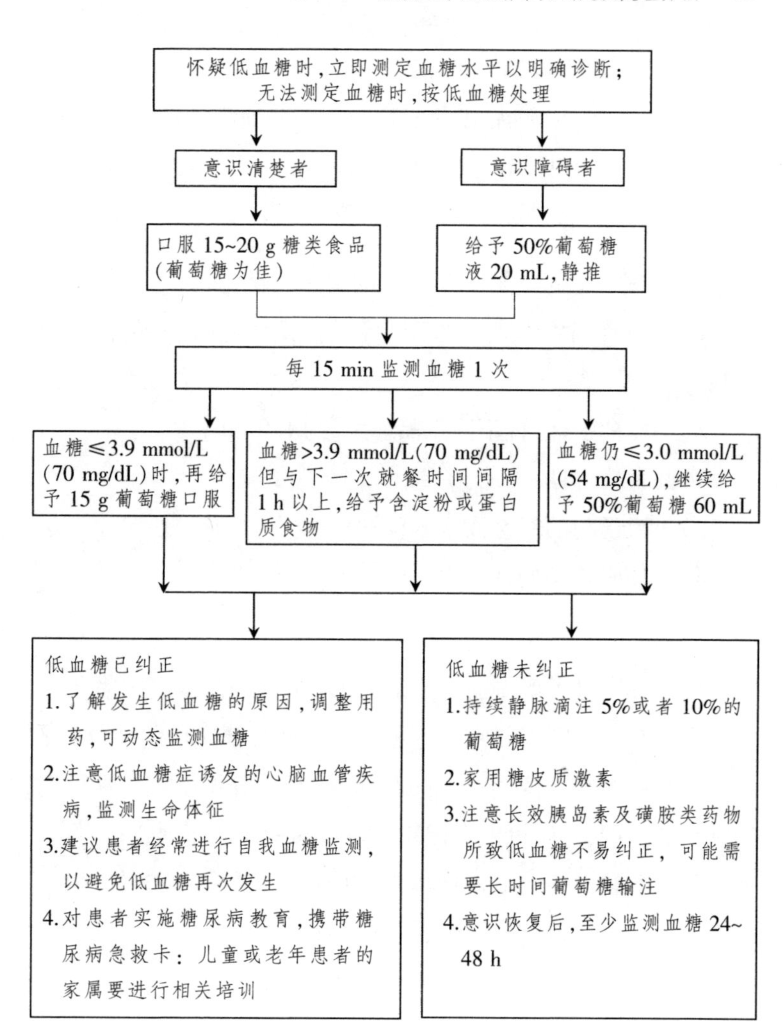

图4.1　低血糖处理流程图。

(1)服用阿卡波糖出现低血糖时

若患者出现低血糖,需要直接服用葡萄糖或蜂蜜,而食用蔗糖或淀粉类食物纠正低血糖的效果较差[1]。

(2)低血糖发生时方便食用的食品

以下每种食品均含有约 15 g 的碳水化合物:

1)2~5 个葡萄糖片,视不同商品标识而定(最好的治疗物品);

2)半杯橘子汁,视不同产品而定,约 150 mL;

3)两大块方糖;

4)一大汤勺的蜂蜜或玉米汁;

5)一杯脱脂牛奶,约 250 mL。

(3)注意事项

当患者度过了低血糖反应后,如果是在午夜或离患者下一餐至少还有 1 h,则需要吃一些零食[6]。低血糖症状在血糖水平恢复正常后经常会持续一定的时间,此时患者需抵抗住这段时间进食的欲望,否则可能会因摄入过多热量而使血糖变得过高。如果患者有较规律的低血糖,如每周 1~2 次,一定要告知医生,千万不要一味应付,以免导致体重增加。

7.低血糖的预防

(1)改变不合理的治疗方案

改变不合理的治疗方案是预防低血糖发生的关键要素。如果患者服用磺胺类药物发生了低血糖,在接下来的时间内发生另一次低血糖的概率会很高，需要及时告知医生调整治疗方案。对于这些有发生低血糖高危因素的患者，身边应常备含糖食物。

(2) 夜间低血糖的防治

1) 应加强睡前血糖管理。大量研究表明，如睡前血糖 <6.0 mmol/L，夜间低血糖发生率会高达 80%，而且大部分患者无低血糖症状[7-8]。吴国富等[9]认为，如果睡前血糖 <6.7 mmol/L，需调整降糖药物或适当加餐。在《中华医学会糖尿病临床指南》推荐的胰岛素泵治疗中，也指出在易发生低血糖的患者中，睡前血糖应维持在 6.7～11.1 mmol/L[10]。美国糖尿病学会(ADA)建议，如果睡前血糖 <5.6 mmol/L 或 >8.9 mmol/L，应增加相应措施调整血糖水平。由此可见，加强睡前血糖管理是预防夜间低血糖发生的重要措施之一。

2) 睡前进食适量零食。需要与医生讨论如何控制总热量的摄入，可能需要患者在晚餐时少吃一些，以便睡前加餐[11]。

3) 药物调整。将中效人胰岛素换成长效胰岛素类似物，这类胰岛素的夜间低血糖发生率低；如果患者在晚餐前使用含有中效人胰岛素的混合胰岛素，发生夜间血糖过低，而减量后餐后血糖又升高，可将短效人胰岛素和中效人胰岛素分别注射：晚餐前注射短效人胰岛素，睡前注射中效人胰岛素(注意剂量的调整)[11]。

(3) 严重低血糖的防治

严重低血糖指患者发生低血糖时有意识障碍，且需要旁人帮助。如果低血糖的早期症状和信号没有被注意到，患者极有可能会发展成为严重低血糖，大脑将得不到足够的葡萄糖，会觉得昏昏欲睡或意识混乱，甚至无法进饮一杯果汁。此时，如果强迫患者摄入饮食，患者可能会发生呛咳。严重低血糖除丧失意识外，还有可能发生抽搐惊厥。

严重低血糖非常危险，需要争分夺秒紧急救治。因此，应告知患者的家属和朋友严重低血糖的后果及急救措施非常必要。当患者发生糖尿病昏迷时，家属需要：

1）拨打 120 急救中心电话；

2）不给患者口服任何东西；

3）尝试从口腔给予少量蜂蜜或葡萄糖凝胶使其在颊黏膜吸收，但要注意避免患者因无法吞咽而导致窒息；

4）在危机过去之后，患者需提醒医生自己发生过一次低血糖，并且严重到了需要抢救的地步。

（二）体重增加

1.胰岛素治疗的可能后果

作为临床上治疗 2 型糖尿病应用最广泛且最有效的降糖药物，胰岛素在有效降糖的同时，也会给患者带来体重增加的不良反应。胰岛素治疗引起的体重增加是 2 型糖尿病患者维持胰岛素治疗的主要障碍之一[12]。胰岛素治疗对于 2 型糖尿病，尤其是伴肥胖的患者存在着一定的缺陷。有研究显示，用胰岛素治疗 1 年后，患者体重增加达 2～6 kg[13]。英国前瞻性糖尿病研究（UK Prospective Diabetes Study, UKPDS）长达 10 年的研究结果显示,3867 例参加研究的 2 型糖尿病患者,部分患者采用胰岛素强化治疗,体重平均增加 4 kg[14]。超重或肥胖可能会增加糖尿病患者心血管疾病的发生风险,部分患者甚至因胰岛素治疗会增加体重而不愿意接受胰岛素治疗。

2.发生原因

关于胰岛素治疗引起体重增加的原因,可能有以下几个方面:

(1)胰岛素治疗可使血糖得到更好的控制,从而降低尿液中葡萄糖的排泄量,这样从尿液中丢失的热量就减少了,能量得以保存;

(2)胰岛素本身具有直接促进脂肪组织合成的作用。胰岛分泌的胰岛素首先通过肝脏,在到达组织之前,大部分胰岛素已被肝脏清除;而外源性胰岛素首先到达外周组织,如脂肪、肌肉等,然后才进入肝脏,因此,胰岛素治疗时,使得脂肪合成增加;

(3)胰岛素治疗常见不良反应是低血糖,低血糖会导致患者防御性进食,从而摄入更多的热量,导致体重增加[15]。

3.体重增加的防治

临床工作中需要对接受胰岛素治疗的患者进行饮食和运动的指导,选择合适的胰岛素治疗方案,尽可能减少体重增加,或维持体重稳定。

(三)过敏

1.过敏的原因

胰岛素一般分为动物胰岛素、基因重组人胰岛素及胰岛素类似物。动物胰岛素一般从牛或猪的胰腺中提取而来,对人来说易产生抗体,有些患者为易过敏体质,在使用动物胰岛素后过敏率较高。与人胰岛素相比,基因重组人胰岛素和胰岛素类似物免疫原性较低,因而发生过敏的概率较小。

2.过敏的表现及特点

胰岛素过敏主要有全身过敏反应和局部过敏反应,且局部过敏反应的比例远高于全身过敏反应[16]。局部过敏反应表现为使用胰岛素数分钟至数小时后局部出现红肿、皮疹、硬结、灼热和瘙痒,一般短暂发生,呈自限性过程,可自行缓解消退,再次使用后又重复出现;全身过敏反应常表现为全身瘙痒、皮疹、荨麻疹和丘疹,甚至全身剥脱性皮炎、面部和口腔黏膜水肿、头晕头痛、哮喘、心悸、胸闷、口唇发绀和腹痛、腹泻等,严重者可致过敏性休克[17]。

3.过敏的处理原则

处理原则是立即停止用药或更换剂型,及时加用抗组胺药物进行抗过敏治疗,或采用脱敏治疗[17]。关于胰岛素脱敏治疗,可以将胰岛素与生理盐水稀释、混合,稀释到0.1 mL生理盐水含0.001 IU胰岛素,随后进行胰岛素皮试,若未出现过敏反应,则每15~30 min加倍注射1次,直到需要量,或每4 h皮下注射1次,逐渐加倍,直至需要量[18]。若出现休克等症状,立即给予糖皮质激素治疗,并皮下注射肾上腺素1.0 mg。在脱敏治疗中途不宜停用胰岛素,以免日后再使用胰岛素时出现过敏反应[19]。

对于可能出现过敏反应的患者:首先,在治疗前医护人员需详细询问患者的过敏史，并根据患者的病情，对于病情较轻的患者尽量给予口服降糖药治疗，对于必须采用胰岛素治疗而又对胰岛素过敏的患者在使用前需要做胰岛素皮试，然后根据患者的实际情况选择和更换相应的胰岛素，降低过敏率；其次，在注射胰岛素时，一定要选择合理的注射方式，并经常更换注射部位，在注射后需用热毛巾湿敷[20]。

（四）视力模糊、水肿

1.视力模糊

胰岛素治疗时，因血糖迅速下降，致使晶状体和玻璃体中的渗透压下降，水分溢出，屈光率下降而致远视。患者自觉视物模糊，3 周左右自行消失，无须特殊处理。

2.水肿

部分糖尿病患者注射胰岛素后出现腿部或全身性水肿现象，称为胰岛素水肿，好发于面部和四肢[21]。患者常在清晨照镜时发现眼睑水肿，或在晚上洗脚时发现足背部或踝部肿胀。如果肾功能基本正常，即考虑与胰岛素有关。

注射胰岛素后发生水肿是因为胰岛素具有刺激抗利尿激素释放及引起水、钠潴留等作用，使尿量减少，水和电解质失衡而发生水肿。血糖控制不良的糖尿病患者可因持续性高血糖造成渗透性利尿而有轻度失水、失钠及细胞外液减少问题，在给予胰岛素使血糖得到控制之后，消除了高血糖的影响，解决了原先的失水、失钠问题；加之胰岛素具有促进肾小管回吸收钠的作用，因此，在胰岛素治疗初期可能会引起水肿发生。不同胰岛素类似物对毛细血管通透性的影响不同也是造成胰岛素水肿的主要原因之一[21]。

胰岛素所致水肿多数较轻，持续 4～6 天或更长时间，轻者可在数日内自行消退，水肿较重者需限制液体入量，低盐饮食，必要时应用利尿剂[22]。

（五）恶心、呕吐

GLP－1 受体激动剂最常见的不良反应为胃肠道不适，包括恶心、呕吐、腹泻、腹痛、消化不良和食欲下降等，以恶心发生率居多。大多数胃肠道反应均为轻至中度，呈一过性，很少会导致治疗停止。在 GLP－1 受体激动剂治疗的开始阶段，胃肠道不良反应发生率可能较高，但其症状严重程度和发生频率通常会随治疗时间延长而减轻。胃肠道反应呈剂量依赖性，为减少胃肠道反应，可从小剂量起始，逐渐加量，在患者可耐受的情况下，尽量避免停药[23]。

（六）皮下脂肪营养障碍（增生及萎缩）

1.皮下脂肪增生

脂肪代谢障碍有脂肪萎缩和脂肪增生两种主要类型。其中比较常见的是脂肪增生，而脂肪萎缩相对少见[24]。

（1）定义

许多糖尿病患者长期注射胰岛素后，注射部位的皮下组织出现增厚的“橡皮样”病变，质地硬，或呈瘢痕样改变，这些病变称为皮下脂肪增生。脂肪增生为脂肪细胞增大和脂肪组织肿胀和(或)硬结[24]。

(2)检查方法

脂肪增生的检查需要患者保持平卧位(如无法做到，可取立位或坐位)，以充分暴露注射部位(见图 4.2)；应教会患者如何自行检查注射部位，为他们提供相关培训，包括如何进行注射部位轮换、正确的注射技术及如何检查与预防脂肪增生等。患者每年应至少接受 1 次注射部位检查，直至下一次医护人员检查前，患者都应避免在皮下脂肪增生部位注射胰岛素[25]。

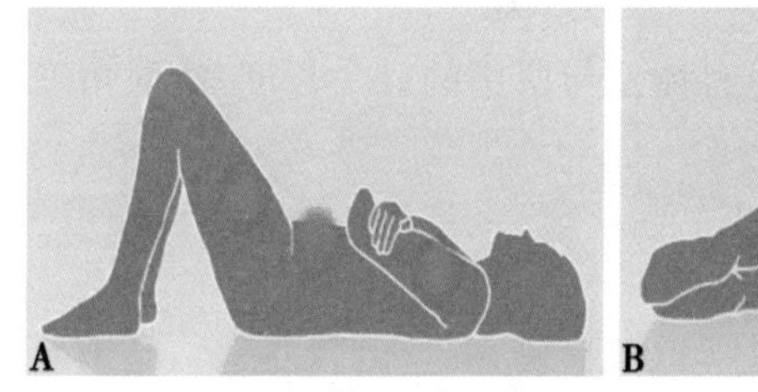

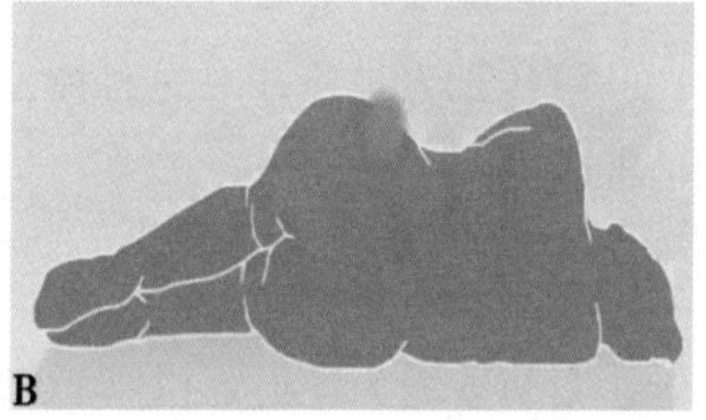

图 4.2　(A)检查腹部、手臂、大腿：患者仰卧，屈膝、双臂合抱在胸前。(B)检查臀部：患者侧卧，双膝朝胸部弯曲。

(3)增生影响和预防方法

有调查显示，我国糖尿病患者中，因胰岛素注射引起的皮下脂肪增生的患病率为 53.1%，其中，腹部、大腿和上臂皮下脂肪增生发生率分别是 52.4%、15.5% 和9.4%[25]。每天多次在相同部位注射胰岛素的患者较常发生皮下脂肪增生，且大多位于腹部。胰岛素吸收的速率在增生的部位会变慢，若将胰岛素注射在脂肪增生的部位，常会因为皮下胰岛素吸收减慢而造成血糖控制不良，因此，一旦有皮下脂肪增生现象，应停止在此部位继续注射。当注射部位从脂肪增生处转移到正常组织时，应减少胰岛素注射量，一般减少 10%~20%[24]。皮下脂肪增生一般会在停止胰岛素注射后逐渐消退[25]。

避免注射部位脂肪增生的方法[11]：

1）选择提纯工艺好的胰岛素产品；

2）按规范轮换注射部位；

3）勿重复使用针头；

4）每次注射点之间间隔至少 1 cm；

5）医护人员应注意患者体型与所用的针头长度、注射角度是否适当。

2.注射部位脂肪萎缩

脂肪萎缩为注射部位脂肪细胞缺失，是由胰岛素结晶引发的机体对脂肪细胞产生的局部免疫反应，临床表现为皮肤不同程度的凹陷。相比脂肪增生，脂肪萎缩相对少见，其危险因素尚不清楚，患有其他自身免疫性疾病的年轻女性患病风险可能更高。随着低纯度胰岛素使用的减少，脂肪萎缩已较为罕见，但在使用短效和长效胰岛素类似物的患者中还可发现脂肪萎缩。当在脂肪萎缩部位注射时，胰岛素的吸收发生显著波动。脂肪萎缩可能随着时间而消退，可能与未进行注射部位轮换和针头重复使用有关[24]。

(七)疼痛

多数胰岛素注射是无痛的,极少会发生锐痛[24]。研究证实,在各种导致患者接受胰岛素治疗依从性差的原因中,因注射疼痛导致的不愿进行胰岛素治疗的比例达50.8%[26]。若可减轻患者的注射疼痛和不适感,将会提高患者对治疗的依从性。

引起疼痛的因素是多方面的,例如,针头长度(及被穿透的组织层)、针头直径、注射剂量及部位等。

1.针头的影响

长度较短的针头常具有较好的安全性和耐受性。最近的一项交叉研究显示,长度较短的针头能显著降低出血、挫伤和疼痛。对于长度相同针头,发生注射疼痛和出血的患者比例随着针头变细逐渐降低。粗针头造成的穿刺出血较多,与不伴出血的穿刺疼痛相比,伴出血的穿刺疼痛强约1.3倍。发生疼痛的原因还有针尖触及肌肉或筋膜、捏皮导致皮肤夹得过紧、重复使用针头等[24]。

2.注射技能影响

(1)温度较低的胰岛素会诱发疼痛和不适感;

(2)如果消毒皮肤的乙醇未待干就注射,乙醇由针眼渗入皮下,会引起疼痛;

(3)体毛根部附近常有丰富的神经末梢,若在体毛根部注射会增加机体对疼痛的敏感性;

（4）注射剂量越大，疼痛越明显，尤其是较高剂量（≥1200 μL 或 120 IU U100 胰岛素）会引起较多的疼痛[24]；

（5）在大腿注射比在腹部注射产生的疼痛感更加明显，对疼痛敏感及因疼痛而降低治疗依从性的患者可以采用腹部注射的方法[26]。

3.注射疼痛的应对参照指南推荐[24]

（1）减轻注射疼痛的方法包括：①室温保存正在使用的胰岛素；②如果使用乙醇对注射部位进行消毒，应于乙醇彻底挥发后注射；③避免在体毛根部注射。

（2）更短的针头，更小的直径及最小穿透力的针头可使疼痛最小化。每次注射均使用无菌的新针头。

（3）与锥形针管设计相比，柱形针管设计，显著降低穿刺操作对皮肤组织的损伤。

（4）针头刺入皮肤应平滑前进，而非突然用力刺入。皮肤中含有疼痛纤维，针在皮肤中穿行速度太慢或太过用力都可能加重疼痛。

（5）注射的胰岛素剂量较大会造成疼痛，这时可将胰岛素剂量拆分或提高胰岛素浓度。

（6）若患者在注射时偶然感到锐痛，应确认针是否触碰到神经末梢，这种情况是随机的，并且无害。如果疼痛持续发生，那么医护人员应检查患者并评价其注射方法是否恰当。

（7）近年来出现的无针注射，其主要由动力源、动力储存机构、传动装置和制动部件 4 个部分组成。患者进行注射时具有无痛和无创的特点，降低了患者对于用药的抵触心理，有利于提高患者的用药依从性及治疗效果[27]。无针胰岛素注射器在糖尿病患者中的应用效果确切，可有效减轻疼痛，提高患者治疗依从性，加速血糖达标，减少局部症状和不良反应的发生，值得推广应用[28]。

（八）出血和瘀血

针头在注射过程中偶尔会碰到血管或毛细血管床，产生局部出血或瘀青[29]。与以前的针头相比，目前针头直径更小，出血量可忽略不计。在出血部位按压5～10 s应能止血。并未发现改变针头的长度或其他注射参数可改变出血或瘀青的频率。

指南推荐[24]：

（1）应使患者放心，注射部位局部出血或瘀血并不会给胰岛素的吸收或糖尿病管理带来不良后果；

（2）出现频发或过度的出血和（或）瘀青时，应仔细评估注射技术并确认是否存在凝血功能障碍或使用抗凝药物；

（3）通过应用腹部注射定位轮换卡，可对糖尿病患者腹部胰岛素注射进行具体定位，规范轮换皮下注射部位[30]。此方法轮换部位一目了然，解决了腹部注射部位随机、无规律轮换的缺陷，保证注射部位无重复，有效地降低了皮下出血发生率，使胰岛素准确进入皮下组织发挥降血糖作用，保证糖尿病患者治疗效果[31]。

二、心理问题及处理方法

(一)心理性胰岛素抵抗

1.定义

随着胰岛素在临床的广泛应用,患者对使用胰岛素带来的生活不便和对胰岛素认识不足导致的心理障碍也越来越受到大家关注。1994 年,Leslies 等[32]首次将这种“尽量延迟开始胰岛素治疗时间的心理障碍”,称为心理性胰岛素抵抗(psychological insulin resistance, PIR)。PIR 不仅存在于初始使用胰岛素和已经使用胰岛素的患者中,也存在于医生中[33]。

2.流行情况

2001 年,糖尿病患者的态度和需求(diabetes attitudes wises and needs, DWAN)研究通过对 13 个国家的 5000 例糖尿病患者和 3800 名卫生保健者调查发现,50% 以上的患者对药物治疗存在担心[34],患者认为胰岛素会导致体重增加、低血糖等,而且使用胰岛素意味着治疗方案的失败。我国有研究发现,30% 的 2 型糖尿病患者表示不接受胰岛素治疗。首次接触胰岛素时,50% 以上的患者存在负面心理反应[35],使用胰岛素治疗 3 个月以上的患者,胰岛素治疗后对胰岛素治疗的顾虑比例较治疗前才有明显下降[36]。

3.临床表现

PIR 的主要表现包括患者和卫生保健者两部分。患者部分主要包括对胰岛素的认知、生活管理、态度、注射相关问题、不良反应和胰岛素治疗费用等方面。具体表现为：担心注射疼痛、难以掌握注射技术、认为使用胰岛素意味着疾病的加重及以前治疗方案和自我管理的失败、使用胰岛素会给生活带来不便、怕出现低血糖及体重增加等不良反应、害怕依赖和上瘾、费时费力、携带不方便、感觉注射会引起尴尬等[37]。

卫生保健者心理性胰岛素抵抗表现与患者相似，如担心胰岛素的效果、低血糖及体重增加等，但也有不同之处，患者对胰岛素的担忧、患者的依从性及额外增加血糖监测时间等都会导致卫生保健者延迟使用胰岛素[37]。

4.应对方法

(1)评估患者是否存在心理性胰岛素抵抗

当患者不愿开始胰岛素治疗时，其表现为更多关注胰岛素治疗时出现的低血糖、体重增加和注射疼痛等不良反应和并发症，而不是关注对血糖的控制[38]，因此，评估患者的心理障碍是第一步。评估可采取询问、调查和量表等形式进行。询问可以通过一些开放性问题如“你能告诉我不愿用胰岛素的一些理由吗?”等促进患者思考，引导出更多沟通的细节，从而详细了解患者的心理情况。调查可采取电话、面谈或结构性访问的形式，花费30~50 min的时间完成评估。量表评估可采用国际心理性胰岛素抵抗评估量表，例如，糖尿病态度、愿望与需求研究(DAWN)量表，世界卫生组织健康指数-5量表(world health organization-five wellbeing index，WHO-5)，胰岛素治疗评价量表(insulin treatment appraisal scale, ITAS),不愿注射胰岛素测量表(a survey for people who do not take insulin, SPI)和胰岛素治疗障碍评估量表(barriers to insulin treatment,BIT)等。

(2)确定心理状况及心理问题并制订教育计划

如果患者存在心理性胰岛素抵抗,应将其具体问题加以整理,与患者沟通制订教育计划,包括教育的时间、地点、频次和内容等。

(3)实施健康指导

指导内容通常包括糖尿病症状、并发症、生活管理,以及胰岛素定义、作用、种类、使用方法、注意事项、注射技巧、疼痛的处理、低血糖的预防和处理等内容。应根据患者心理性胰岛素抵抗中的具体问题给予个体化的健康指导。有国外研究表明,介绍胰岛素注射过程、解释胰岛素的好处、与患者良好的沟通和协作对于减少患者启用胰岛素的长期延迟非常有效[39]。在健康指导过程中,可配合使用丰富多彩的教育工具,如胰岛素示教箱、皮肤模型、针头模型和《画说胰岛素》访谈工具等,也可配合使用 iPad 或相关智能 APP 等,增加患者学习兴趣,提高学习效率。同时,在这一过程中也可充分利用示教和反示教形式加深患者的理解,教育者甚至可以通过给自己“注射”来消除患者对于疼痛的恐惧。

解决自我效能不足也是一个重要的对策。在干预过程中遵循自我效能理论,增加患者成功控制自我血糖的体验;引导患者观察并借鉴他人成功的经验;传递最新胰岛素治疗和护理信息;给予患者心理支持和随访,提高患者对胰岛素治疗的自我效能[38]。

(4)制订方案、评价和随访

健康教育完成后,应评价患者心理问题是否已解决,如未解决应继续制订下一步教育计划。如已解决,教育者应结合医嘱以及患者情况制订个体化教育处方,包括个体化胰岛素治疗、胰岛素注射时间及注意事项、用药方案、个体化血糖监测方案和胰岛素注射技术等内容,并定期随访患者,做好延续性护理[40]。

(二)焦虑与抑郁

约1/4的2型或1型糖尿病患者存在抑郁症状或抑郁障碍[41]。现代医学研究表明,不良心理反应可引起血糖波动,因为人的情绪会通过影响自主神经系统的功能影响内分泌功能,继而导致机体血糖水平升高[42]。

1.定义

(1)焦虑症[43]

焦虑症是一种精神性疾病,临床常见的有广泛性焦虑(generalized anxiety disorder, GAD)和惊恐障碍(panic disorder, PD)两种形式。广泛性焦虑是以持续的紧张不安,伴有自主神经功能紊乱和过分警觉为特征的一种慢性心理疾病。惊恐障碍是以反复出现的心悸、出汗和震颤等自主神经症状,并伴有莫名的担心产生不幸后果的惊恐为特征的一种急性焦虑障碍。

(2)抑郁症

参照中国精神障碍分类与诊断标准第3版(CCMD-3)[44],

抑郁症诊断标准为以心境低落为主，并至少有下列项目中的4项（症状）：

①兴趣丧失，无愉快感；

②精力减退或疲乏感；

③精神运动性迟滞或激越；

④自我评价过低、自责或有内疚感；

⑤联想困难或自觉思考能力下降；

⑥反复出现想死念头或有自杀、自伤行为；

⑦睡眠障碍，如失眠、早醒或睡眠过多；

⑧食欲降低或体重明显减轻；

⑨性欲减退。

2.应对方法

(1)建立良好护患关系

良好的医、护、患关系有助于患者的心理支持和身心康复。糖尿病患者多为老年群体，该类患者需要更多的尊重。医务人员对患者的意见要多采纳，对患者的担心要表示理解，给予善良适当的同情，同时以优质的技术操作、良好的服务态度，获取患者的信任。与患者交往过程中，应针对不同患者采取不同的行为模式，充分调动患者的主观能动性，增强患者的自我护理能力[45]。

(2)以健康教育为手段促进患者对疾病用药知识的了解

可以通过交谈、发放资料、专题电视宣教、健康讲座、认真解答疑问等多种形式，向患者传递相关知识，如注射的目的、胰岛素的定义及治疗的意义、治疗的误区等，来消除患者对胰岛素应用的顾虑。

(3)指导正确的胰岛素注射方法

糖尿病教育者应在患者住院期间教会其和(或)家属胰岛素的正确注射方法、部位选择及无菌操作，最好根据患者学习习惯，采用一对一教育方式，或统一注射方式(集体操作互相监督、交流经验的教育方式)。其中重要的是做好评估，根据患者认知及掌握程度等分别教育。例如，对于胆小的患者和家属先用模型训练，直至教会其使用；对于担心剂量不准确的老年患者，建议使用专用放大镜等减少和消除患者对注射的恐惧、焦虑心理[46]。

(4)认知行为疗法

医护人员需要了解患者对疾病的认知情况，纠正患者错误认知，客观分析病情，耐心解释，消除患者顾虑，避免让患者出现不必要的悲观和失望情绪。以支持性心理治疗方式(如聆听、鼓励和心理暗示等)对患者进行心理疏导，让患者认识焦虑和抑郁等不良刺激的来源，提升患者心理应激能力，以缓解患者焦虑和抑郁情绪[47]。国内研究者指出[48]，针对患者的焦虑情绪，采用国内外常用的认知行为疗法，向患者讲解自我放松的方法，例如，播放清新、恬静的乐曲，使患者保持良好的身心状态，消除紧张情绪。针对患者的抑郁情绪，利用理性情绪疗法，教给患者放松静坐法，及时阻断负向思维，使其身心放松。还可以向患者发放相关宣传资料，介绍以往的治疗经验及成功病例，减轻其不良情绪。

(5)提高自我效能

自我效能是实现知识到行为改变的媒介，其能力高低直接影响行为改变的动力，而知识和经验是提高自我效能的源泉。因此，可以通过增加患者血糖控制成功的体验、传递最新胰岛素治疗和护理信息、引导患者观察并借鉴他人成功的经验等手段来达到提升之目的[38]。

(6)社区延续性护理

多数患者胰岛素注射是在家庭完成的，社区延续性护理可以有效提高其依从性。如在社区卫生服务中心开设糖尿病专科门诊，应在诊疗中加强与患者的交流沟通，了解患者注射胰岛素的担忧和顾虑，帮助患者找到抑郁、焦虑的根源。同时将糖尿病专科医生和护士的联系方式给每位胰岛素注射患者，方便患者随时进行胰岛素注射咨询。医护人员也可定期电话随访，询问患者血糖情况，根据血糖情况及时调整胰岛素及其他口服药物的用法和用量，直至患者血糖稳定达标。延续护理过程中，不仅可以关注患者血糖状况，关注心理健康，提升患者在胰岛素治疗中的安全感和依靠感，还可以与患者建立充分的信任，有利于提高患者对胰岛素治疗的依从性。

三、注射工具常见问题及处理方法

在我国，胰岛素应用工具呈现多样化趋势，胰岛素注射器、胰岛素注射笔被频繁使用，辅以无针注射器及胰岛素泵。多种工具相比,优缺点各异,具体内容见第 2 章。为了提升临床中对各类工具使用的精准性,应对使用中存在的问题,特将不同工具使用中的常见问题进行梳理,同时提供应对措施供应用中参考。

(一)注射药物专用注射器

常见问题及处理方法如下。

(1)不根据胰岛素浓度选择注射器

必须注意,不同浓度的胰岛素需要使用与之相匹配的注射器,如剂型为 400 IU 的胰岛素应选择 U40 注射器,剂型为 300 IU 的胰岛素应选择 U100 注射器[24]。

(2)胰岛素不易抽吸

这是抽吸方法不正确所致。正确方法:抽取胰岛素前,先用注射器吸入体积与胰岛素剂量相当的空气,然后将空气注入胰岛素瓶内,从而使胰岛素更易抽取[24]。

(3)注射器内有气泡

此时可轻轻敲打注射器针筒,使气泡积聚到注射器上部的药液表面,然后推动内塞排出气泡。

(4)注射后需不需要停留 10 s

与胰岛素注射笔不同,注射器内塞推压到位即可拔出,无须在皮下停留 10 s[49-51]。

(5)重复使用注射器

胰岛素专用注射器只能一次性使用,使用后按照锐器相关规定进行处理[52-56]。

（二）注射笔及笔用针头

1.注射笔常见问题及处理方法

（1）排气问题：不排气或排不净

排气步骤：注射前，将剂量调节旋钮拨至2 IU，针尖向上直立，手指轻弹笔芯架数次，使空气聚集在上部。然后按压注射键，直至1滴胰岛素从针头溢出，即表示活塞杆已与笔芯完全接触，且笔芯内的气泡已排尽。

（2）传染性疾病的传播

切记不能共用胰岛素笔、笔芯及药瓶，必须做到一人一笔[24]。

（3）注射剂量不准确

为防止空气或其他污染物进入笔芯和药液渗漏，影响剂量准确性，注射笔的针头在使用后应废弃，不得留在注射笔上[49,57-59]。在完全按下拇指按钮后，应在拔出针头前至少停留10 s，从而确保药物全部被注入体内，同时防止药液渗漏，剂量较大时，有必要停留超过10 s[49-51,58,60,61]。

2.笔用针头常见问题及处理方法

（1）针尖漏液

针尖漏液是临床中最常见的问题，应对措施可从以下几个方面入手：

1）使用具有更宽内径的针头，以提高胰岛素流量[62]；

2）从完全按下拇指按钮后至针头从皮肤拔出，需停留10 s[49-51,58,60,61,63]，以便将按压力通过所有的注射笔部件传递到胰岛素笔芯；

3）可将较大的剂量拆分，以减少每次胰岛素的注射剂量。

（2）针头重复使用

针头重复使用会造成疼痛、针头折断留在患者体内、患者注射部位皮下脂肪增生或萎缩等严重情况。为杜绝这些情况的发生，胰岛素针头必须一次性使用，即注射一次更换一个针头[24]。

（3）针刺伤

使用后注射笔用针头属于医疗锐器，不合理的处置不仅会伤及他人，也会对环境造成一定的污染。处理废弃针头的最佳方法是：将注射笔用针头套上外针帽后，放入专用废弃容器内再丢弃。若无专用废弃容器，也可使用不会被针头刺穿的容器替代，如加盖的硬壳容器等。

3.胰岛素泵常见问题及处理方法

（1）大剂量输入错误

在进行大剂量输注时，若不慎将剂量输入错误，可马上使用暂停功能，停止胰岛素泵大剂量及基础量的输注。随后退出暂停模式，泵基础率将恢复输注。在大剂量菜单中，查看已输入胰岛素剂量，并通过计算再次输入剩余剂量即可。

(2)不能做到胰岛素泵每天定时观察

胰岛素泵应每天进行观察。目前,临床所用胰岛素泵尽管配有多种安全报警,但是对输注管路是否渗漏、基础量设定是否正确、植入部位是否发生异常等问题并无提示。因此,除了每天监测患者血糖水平外,还应定时检查胰岛素泵功能、参数设置及植入部位皮肤等情况。

(3)植入部位出现问题

1)植入部位潮湿　对比身体其他部位潮湿情况,明确液体性质(是汗液还是胰岛素)。如果是汗液,继续观察,必要时进行加固。如是胰岛素,首先查看快速分离器是否连接紧密,如未连接紧密,则重新固定连接。若连接紧密,查看导管是否脱出。若脱出则需将管路拔除,同时通知医生,遵医嘱进行相应处理。

2)皮肤红痒,局部感染　与主管医生沟通,根据皮肤感染情况决定胰岛素泵是否摘除。

3)植入部位疼痛　首先分析疼痛原因,然后对症处理:

①患者疼痛阈值较低,不耐受,给予心理护理,如需要则遵医嘱摘除胰岛素泵;

②儿童或体型较瘦患者,皮下脂肪较薄,尤其弯腰或活动时针头在皮下会引起疼痛,应给予心理护理及佩戴胰岛素泵注意事项教育,如需要则遵医嘱摘除胰岛素泵,或更换不同长度的皮下软管;

③与穿刺技术相关,针头方向未与皮纹平行,弯腰或活动时可能会引起疼痛,应给予心理护理,如需要则遵医嘱摘除胰岛素

泵,或在必要时更换穿刺部位。

(4)胰岛素泵无输注报警

其处理原则同样是先查找原因再对症处理。

1)清除报警,查找原因。检查胰岛素是否用尽,如用尽,则遵医嘱摘除胰岛素泵或更换储药器和输注管路。

2)检查输注管路是否打折、扭曲。如打折、扭曲,则解除扭结,恢复输注。

3)分段检查管路是否堵塞

①在快速分离器处断开身体与泵连接,设置10 IU大剂量。观察有无胰岛素流出,如有则更换输注管路;

②若无胰岛素流出并再次报警,则空泵10 IU大剂量。观察有无报警,若无,则更换整套管路;

③如还报警,则可能马达移动出现问题,联系厂家。

(王美君 魏巍 李菲 林琳 编著 许洪梅 校对)

参考文献

[1] 中华医学会糖尿病学分会. 中国2型糖尿病防治指南(2017年版)[J]. 中国实用内科杂志,2018,38(4):34-86.

[2] Barnett AH, Huisman H, Jones R, et al. Linagliptin for patients aged 70 years or older with type 2 diabetes inadequately controlled with common antidiabetes treatments: a randomised, double-blind, placebo-controlled trial[J]. Lancet, 2013,382(9902):1413-23.

[3] Schernthaner G, Barnett AH, Patel S, et al. Safety and efficacy of the dipeptidyl peptidase-4 inhibitor linagliptin in elderly patients with type 2 diabetes: a comprehensive analysis of data from 1331 individuals aged≥65years[J]. Diabetes Obes Metab, 2015,16(11):1078-1086.

[4] Association AD. Standards of medical care in diabetes-2017[J]. Diabetes Care, 2017,40 S1-135(Suppl 1):S1-135.

[5] Association AD. Standards of medical care in diabetes-2016[J]. Diabetes Care, 2016,39 S1-112(Suppl 1):S1-112.

[6] 马学毅. 现代糖尿病诊断治疗学[M]. 北京:人民军医出版社, 2007.

[7] Hay LC, Wilmshurst EG, Fulcher G. Unrecognized hypo-and hyperglycemia in well-controlled patients with type 2 diabetes mellitus: the results of continuous glucose monitoring[J]. Diabetes Technol Ther, 2003,5(1):19-26.

[8] 中华医学会内分泌学分会. 中国糖尿病患者低血糖管理的专家共识[J]. 中华内分泌代谢杂志,2012,28(8):619-623.

[9] 吴国富,麦一峰,罗薇,等. 动态血糖监测探讨2型糖尿病睡前血糖和夜间低血糖的关系[J]. 中华内分泌代谢杂志,2006,22(4):323-324.

[10] 钱荣立. 糖尿病临床指南[M]. 北京:北京医科大学出版社, 2000.

[11] 中华医学会糖尿病学分会. 中国糖尿病患者胰岛素使用教育管理规范[M]. 天津:天津科学技术出版社,2011:1-108.

[12] 吴宁,宋长虹. 地特胰岛素的体重优势:从基础到临床[J]. 药品评价,2013,10:42-45.

[13] Holman RR, Thorne KI, Farmer AJ, et al. Addition of biphasic, prandial, or basal insulin to oral therapy in type 2 diabetes[J]. N Engl J Med,

2007,357(357):1716 - 1730.

[14] Study (UKPDS) UpD. Intensive blood-glucose control with sulphonylureas or insulin compared with conventional treatment and risk of complications in patients with type 2 diabetes (UKPDS 33). UK Prospective Diabetes Study (UKPDS) Group [J]. Lancet, 1998, 352 (9131): 837 - 853.

[15]李馨. 肠促胰素类药物与 2 型糖尿病患者体重控制[D]. 重庆:重庆医科大学, 2016.

[16]曾宪忠. 持续皮下胰岛素输注在多种胰岛素制剂过敏患者脱敏治疗中的应用[J]. 中国现代医生,2015,53(31):19 - 22.

[17]郭红梅,张文杰,步红兵,等. 无针注射器在胰岛素过敏患者中使用的效果初探[J]. 解放军护理杂志,2018,35(5):73 - 76.

[18]陈颉,冯晓红,杨雪辉,等. 胰岛素泵持续皮下胰岛素输注治疗胰岛素过敏 1 例[J]. 浙江医学,2014,36(23):1954 - 1955.

[19]马晓燕. 胰岛素过敏反应现状及处理策略探讨[J]. 中国卫生标准管理,2018,3(35):66 - 68.

[20]袁晓勇,高莹,张俊清,等. 14 例胰岛素类似物过敏的病例报道及文献复习[J]. 中国糖尿病杂志,2015,23(9):832 - 835.

[21]李强,李湘晖. 基础胰岛素使用中少见与罕见的不良反应及对策[J]. 药品评价,2011,8(15):43 - 45.

[22]马维芳,马维荣. 胰岛素注射过程中常见的问题分析及护理对策[J]. 中外医疗,2013,32(13):131 - 132.

[23]纪立农,邹大进,洪天配,等. GLP - 1 受体激动剂临床应用专家指导意见[J]. 中国糖尿病杂志,2018(5):353 - 359.

[24]中华糖尿病杂志指南与共识编写委员会. 中国糖尿病药物注射技术

指南(2016 年版)[J]. 中华糖尿病杂志,2017,9(2):79 - 105.
[25]贾芸. 2016 版中国糖尿病药物注射技术指南解读[J]. 上海护理,2018,18(4):5 - 9.
[26]安新荣,徐瑞玉,马莎莎,等. 胰岛素注射不同部位疼痛程度的 Meta 分析[J]. 齐鲁护理杂志,2017,23(11):66 - 67.
[27]王斐. 无针注射胰岛素在糖尿病患者中的应用[J]. 中国卫生标准管理,2018,9(4):68 - 69,1674 - 9316.
[28]杨光华. 无针胰岛素注射器在糖尿病患者中的应用[J]. 实用妇科内分泌杂志(电子版),2018,5(11):35 - 36.
[29]Kahara T, Kawara S, Shimizu A, et al. Subcutaneous hematoma due to frequent insulin injections in a single site[J]. Intern Med, 2004,43(2):148 - 149.
[30]邱锦媚,苏若琼,胡敏芝,等. 腹部注射定位轮换卡在腹部皮下注射胰岛素中的应用分析[J]. 内科,2016,11(6):952 - 953.
[31]苏若琼,邱锦媚,胡敏芝,等. 腹部规律轮换注射法在减少糖尿病患者注射部位皮下出血中的效果观察[J]. 当代护士旬刊,2017(3):1 - 3.
[32]Leslie CA, Satin-Rapaport W, Matheson D. Psychological insulin resistance: a missed diagnosis[J]. Diabetes Spectrum, 1994,7(1):52 - 57.
[33]Korytkowski M. When oral agents fail: practical barriers to starting insulin[J]. Int J Obes Relat Metab Disord, 2002,26(3):18 - 24.
[34]Alberti G. The DAWN (Diabetes Attitudes, Wishes and Needs) study [J]. Practical Diabetes International, 2002,19(1):22 - 25.
[35]莫永珍,卞茸文. 心理性胰岛素抵抗的相关因素分析[J]. 现代医学,2004,32(3):195 - 197.
[36]鲍艳芳. 2 型糖尿病患者始用胰岛素治疗的相关因素分析[D]. 杭

州: 浙江大学, 2011.
[37]倪秀梅,袁丽. 2型糖尿病患者心理性胰岛素抵抗研究进展[J]. 中华现代护理杂志,2014,20(33):4270-4273.
[38]牟利宁,牟利凤. 2型糖尿病心理性胰岛素抵抗评估量表和教育对策的研究进展[J]. 中国实用护理杂志,2011,27(10):50-52.
[39]Polonsky WH, Fisher L, Hessler D, et al. Identifying solutions to psychological insulin resistance: An international study[J]. J Diabetes Complications, 2019, 33(4): 307-14. doi: 10.1016/j.jdiacomp.2019.01.001
[40]倪秀梅,袁丽. 应用胰岛素访谈工具包对2型糖尿病患者心理性胰岛素抵抗的影响研究[J]. 中国实用护理杂志,2015,31(25):1897-1901.
[41]中华医学会糖尿病分会. 中国2型糖尿病防治指南(2017年版)[J]. 中华糖尿病杂志,2018,10(1):64-67.
[42]黄灵娟,马春苏. 初诊2型糖尿病病人心理胰岛素抵抗的质性研究[J]. 全科护理,2016,14(13):1348-1350.
[43]陈兆斌,张博,刘秀敏,等. 焦虑症发病机制的研究进展[J]. 天津中医药,2018,35(4):316-320.
[44]世界卫生组织(WHO). 中国精神疾病分类与诊断标准(CCMD-3)[M]. 第3版. 济南:山东科学技术出版社, 2001.
[45]许丽,杨雪. 老年2型糖尿病患者焦虑抑郁调查与护理对策[J]. 华西医学,2010,25(12):2269-2270.
[46]成端翠,叶春桃. 胰岛素治疗患者焦虑状况及相关因素的调查分析[J]. 临床护理杂志,2010,9(1):2-4.
[47]陆少玲,戴德栋,黄正有,等. 早期心理干预对首次基础胰岛素治疗糖

尿病病人疗效的影响[J].全科护理,2018,16(14):1706-1707.

[48]高金姣,王左伟,王莉,等.糖尿病胰岛素泵强化治疗患者心理干预效果的研究[J].护理管理杂志,2008,8(12):10-12.

[49]Annersten M, Frid A. Insulin pens dribble from the tip of the needle after injection[J]. Practical Diabetes International, 2015,17(4):109-111.

[50]Ginsberg BH, Parkes JL, Sparacino C. The kinetics of insulin administration by insulin pens[J]. Horm Metab Res, 1994,26(12):584-587.

[51]Broadway CA. Prevention of insulin leakage after subcutaneous injection [J]. Diabetes Educ, 1991,17(2):90.

[52]Chantelau E, Lee DM, Hemmann DM, et al. What makes insulin injections painful? [J]. BMJ, 1991,303(6793):26-27.

[53]Strauss K, Gols HD, Letondeur C, et al. The second injection technique event (SITE), May 2000, Barcelona, Spain[J]. Practical Diabetes International, 2011,19(1):17-21.

[54]Organization DN. Evidence-based Clinical Guidelines for Injection of Insulin for Adults with Diabetes Mellitus[M]. 2nd ed. Copenhagen: Danish Nurses Organization; 2006.

[55]Professionals AFD. The administration of insulin with the insulin pen [M]. Brussels: Association for Diabetescare Professionals; 2008.

[56]Schuler G, Pelz K, Kerp L. Is the reuse of needles for insulin injection systems associated with a higher risk of cutaneous complications? [J]. Diabetes Res Clin Pract, 1992,16(3):209-212.

[57]Bãrtsch U, Ch C, Wetekam B. Insulin pens for treatment of diabetes[J]. Ther Umsch, 2006,63(6):398-404.

[58] Jamal R, Ross SA, Parkes JL, et al. Role of injection technique in use

of insulin pens: prospective evaluation of a 31-gauge, 8mm insulin pen needle[J]. Endoc Pract, 1999,5(5):245 - 250.

[59] Chantelau E, Heinemann L, Ross D. Air bubbles in insulin pens[J]. Lancet, 1989,334(8659):387 - 388.

[60] King L. Subcutaneous insulin injection technique[J]. Nurs Stand, 2003,17(34):45 - 52.

[61] Rissler J, Jφrgensen C, Hansen MR, et al. Evaluation of the injection force dynamics of a modified prefilled insulin pen[J]. Expert Opin Pharmacother, 2008,9(13):2217 - 2222.

[62] Aronson R, Gibney MA, Oza K, et al. Insulin pen needles: effects of extra-thin wall needle technology on preference, confidence, and other patient ratings[J]. Clin Ther, 2013,35(7):923 - 933. e4

[63] Siegmund T, Blankenfeld H, Schummdraeger PM. Comparison of usability and patient preference for insulin pen needles produced with different production techniques: "thin-wall" needles compared to "regular-wall" needles: an open-label study[J]. Diabetes Technol Ther, 2009,11(8): 523 - 528.

第 5 章

糖尿病药物注射临床护理管理

根据 2010 年全国性糖尿病流行病学调查情况汇总，中国 18 岁以上成人糖尿病患病率约为 11.6%，接受治疗的糖尿病患者仅有 25.8%，其中能够达到有效血糖控制的患者仅为 39.7%[1]，即使是使用胰岛素治疗后 3 个月及 6 个月的患者，血糖达标率也仅为 36% 及 39.9%[2]。据统计，在中国注射胰岛素的糖尿病患者中，其注射现状并不乐观，50% 以上的患者有皮下脂肪增生，一次性针头重复使用、注射部位不及时轮换的现象比较严重。以上错误的行为导致患者注射部位出现红肿、硬结、出血、脂肪增生等异常症状，从而影响胰岛素吸收，进而影响患者临床治疗效果[3]。患者的这些不正确行为往往由该方面知识欠缺导致，临床护理人员作为他们的支持者和教育者，部分人员对糖尿病药物注射规范和糖尿病相关知识认知也存在一些问题，导致患者在药物注射方面存在许多误区，因此，加强临床护理人员药物注射管理专业培训，提升临床实践技能水平非常重要。

一、培训管理

（一）护理人员培训管理

在糖尿病药物注射管理方面，应用有计划、循序渐进、科学有效的培训方法，是提高糖尿病专科护理队伍整体素质的重要环节,也是反映专科护理质量的重要标志之一[4]。而对于非内分泌科的护理人员,由于未经过内分泌科专科护士培训,其对糖尿病患者的药物注射管理水平相对较弱,所以本章将药物注射人员专业培训管理分为内分泌专业人员和非内分泌专业人员管理两个层面加以阐述。

1.内分泌专业人员的培训

糖尿病专科护理管理者要根据科室护理人员现状以及糖尿病专科收治患者的疾病特点、诊疗程序和护理要点,对护理人员进行有针对性的培训,并有具体的目标计划和落实方案[4]。

(1)组织结构

护士的分层管理是一种合理利用现有的人力资源、提高护理工作质量和效率的管理方法[5]。在建立护理部-科室-病房不同层级教学组织管理构架基础上,内分泌科护士也可参照这样的标准,依据科内护理人员的实际工作水平、学习能力进行分层,并根据层级对注射药物相关理论、技能及管理进行有针对性的培训,从而使科室内不同级别护理人员对不同注射药物有全面的了解,或对新的理论及时了解掌握。科室内组织构架可参见表5.1。

表5.1 内分泌科护理人员的组织结构

分级	职称	培训层级
高级	主管护师	国家级专科教育
中级	护师	省级专科教育
初级	护士	院级专科教育

(2)培训方式和内容

1)理论学习　合理组织培训内容,可以采用护理查房、个案分析、健康教育、小组讨论、专题讲座、学术会议等多种形式的培训方法,将理论知识与临床实践有机结合,激发糖尿病专科护士的学习积极性,增强其业务水平和综合能力。

2)实践操作　应用互动式教学、录像播放、示范演练、竞赛、示教和反示教等方法对胰岛素注射的操作流程进行规范化培训。内分泌科护理人员的分级培训可参见表5.2。

表5.2　内分泌科护理人员的分级培训

	胰岛素注射基础知识及技能		胰岛素注射相关内容	
	胰岛素种类、剂型、起效时间、峰值	胰岛素注射操作规范流程	胰岛素注射的并发症、风险评估及预防	典型案例分析,疑难病例讨论、专科业务查房、讲师培训
初级	√	√		
中级	√	√	√	
高级	√	√	√	√

备注:此表可根据护士入科的时间逐渐增加培训内容,依据科室实际需要确定培训内容

2.非内分泌专业人员的培训

(1)组织结构

根据医院优质护理管理需求,成立多个专科护理小组,以糖尿病小组为依托,建立健全院内胰岛素注射培训管理网络,逐级

进行胰岛素注射全员规范化培训。

非内分泌专业人员胰岛素注射培训的组织构架见图5.1。

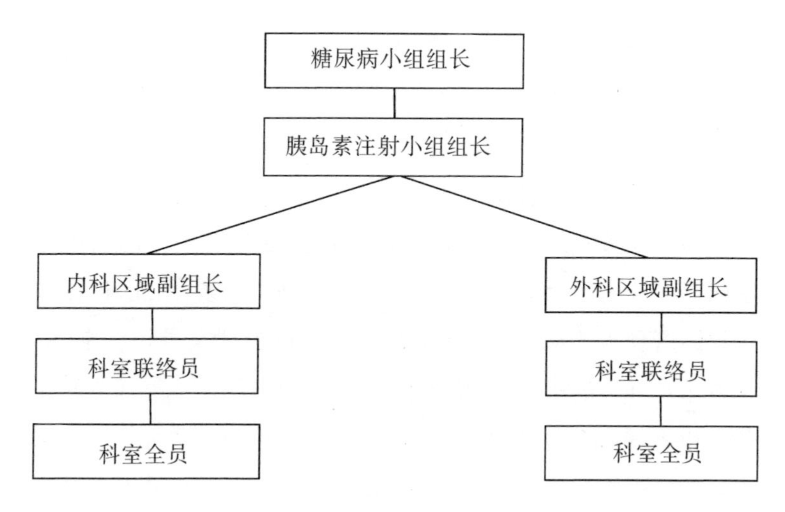

图5.1 非内分泌专业人员胰岛素注射培训的组织结构。

(2)培训方式和内容

以糖尿病小组为依托,对全院各科室的糖尿病小组联络员进行胰岛素注射培训,每个科室联络员负责科室内护理人员培训,从而规范全院胰岛素注射技能。胰岛素注射小组负责将常用胰岛素的操作流程、注意事项,以及胰岛素种类、剂型和起效时间以图片形式下发到全院临床科室,利于护士区分掌握。糖尿病小组核心成员最好将胰岛素注射纳入护理部三级质控,考核非内分泌科护理人员对胰岛素注射的实际水平。如发现问题,则按照PDCA循环模式进行改进并培训,直至全员通过培训考核,以巩固和强化胰岛素注射规范,达到全院护理人员胰岛素注射同质化、规范化的目的。

(3)胰岛素注射过程重点环节的管理

作为一种管理程序,护理风险管理能够对胰岛素注射患者存在的或潜在的风险进行识别、评价,从而降低其风险事件发生率。糖尿病患者使用胰岛素注射治疗时,胰岛素注射水平的良莠不仅关系到患者的血糖控制情况,还与其预后相关,再加上胰岛素注射治疗本身就是护理风险的高发因素,因此,进行护理风险管理极为必要[5,6]。在非内分泌科护理人员培训中,应强调重点环节的培训,如胰岛素注射的不良反应、注射部位的评估与检查、针头的合理使用、预混胰岛素的摇匀方法等。通过重点环节培训规避风险,保障患者及护理操作的安全,从而在源头降低患者出现胰岛素注射不良事件发生的风险。此外,护理人员还需对特殊条件的患者进行针对性干预,提高患者自我管理水平[7,8]。

(二)患者培训管理

我国多数糖尿病患者胰岛素注射自我管理效果较差,影响患者的血糖控制,降低患者的生活质量[9]。调查发现,接受健康教育的患者对胰岛素笔使用及自我管理能力可明显提高[10]。对进行胰岛素注射的糖尿病患者,采用规范化管理方法也具有较好的效果,可保证治疗过程的各个环节均按照要求进行,具有一定的临床应用价值。

1.培训内容和方式

(1)培训的主要内容

患者是胰岛素注射的“第一”执行者,其掌握相关知识越全面,处理问题的能力就越强,出现风险的概率就会越低,对治疗效果就越有利。患者培训的内容可包括胰岛素的类型、不同类型的作用机制、注射部位选择、注射深度、进针角度和不同部位轮流注射的规则,同时还要关注低血糖发生的原因、预防措施和紧急处理方法等。通过对这些知识的讲解,达到减少患者对胰岛素的心理抵抗,从而更加合理有效地应用胰岛素的目的。

(2)培训的方式

1)小组教育　安排每周进行 2 ~ 3 次小组教育,以实物或者模具讲解胰岛素不同剂型之间的区别、保存方法,以及不同胰岛素的注射时间、起效时间、峰值及出现低血糖时的处理方法。

2)情景互动,寓教于乐　医护人员定期组织开设情景互动练习,设置虚拟场景让患者主动参与胰岛素注射训练及低血糖的应对过程,组织纠正错误操作,并对胰岛素注射中常遇到的问题进行讨论与解答,从而提高患者胰岛素注射的顺应性,降低患者低血糖的发生率。

3)示教与反示教　示教与反示教在指导患者或家属学习

胰岛素注射技术操作技巧时很实用。在给患者或家属讲解并演示整个操作过程后,让患者或家属当场重复操作过程,即为反示教。在反示教过程中,专业人员可指出错误所在,让患者或家属再次重复操作过程,直到患者或家属全部掌握胰岛素注射的方法,以确保患者或家属回到家中可以独立完成操作。

4)移动医疗管理模式　所谓移动医疗,即通过借助移动或无线设备为住院及门诊患者与医务人员之间的医学信息沟通带来帮助。如利用手机、E 糖书、电视等移动设备播放胰岛素注射的规范视频,反复强化促进患者胰岛素注射操作方法的掌握。不仅如此,移动医疗在糖尿病患者血糖管理、饮食与运动健康知识的推广、并发症的预防以及特殊人群的管理方面均可发挥作用,可以为糖尿病未来的管理模式提供新的思路[11]。

5)个体化指导　为伴有胰岛素注射并发症,如皮下脂肪增生、红肿、硬结和出血的患者制订个体化指导方案,利用《胰岛素使用访谈工具包》[12],对患者进行“一对一”护理干预,定期复查、随访并发症转归情况,以减少患者胰岛素抵抗,规范治疗。

(三)注重药物注射影响因素的培训(以胰岛素为例)

1.饮食与药物注射的关系

胰岛素的类型不同,给药时间有所不同,有些类型胰岛素与进餐的关系十分密切。如果没有掌握好给药与进餐的关系,可能引起低血糖或一些其他不良反应[13]。

1)速效胰岛素在给药5～10 min内即可产生降低血糖效果,因此,应在餐前5 min左右注射。

2)短效胰岛素一般在给药30 min后达到血药高峰浓度,因此,可在餐前30 min左右给药。

3)中效胰岛素在注射后2～4 h起效,作用持续10 h以上。每天注射一次,因此,与进餐时间关系不大。

4)长效胰岛素作用持续时间长达18～24 h,每天只需在同一时间内1次给药,一般固定在睡前给药。

5)对于自我注射胰岛素的老年患者,在注射胰岛素后等待进餐的这段时间内,切忌做各种家务,以免运动过量导致低血糖,或者忘记按时进餐。

6)外出就餐(包括去饭店或亲戚朋友家就餐)时,不要提前在家注射胰岛素,因为等餐时间无法掌控,在此期间可能会发生低血糖。

7)糖尿病胃轻瘫患者,由于胃排空延迟,进食后葡萄糖的吸收高峰也随之后移,胰岛素的注射时间也要据此做出相应的调整。如果注射短效胰岛素,可以在餐前即刻注射;如果注射速效胰岛素,可以在餐后即刻注射,从而让胰岛素的药效高峰与餐后血糖高峰同步。有"黎明现象"的糖尿病患者,短效胰岛素可以提前到早餐前45～60 min注射,以对抗清晨高血糖。

2.运动与药物注射的关系[14]

长效胰岛素皮下注射后进行运动的患者,必须给予低血糖警告;选择四肢为胰岛素注射部位时,应避免相应部位的运动,以免加速局部血液循环,导致血糖过低。

3.血糖监测与药物注射的关系[15]

目前,胰岛素是糖尿病的常用治疗药物,能有效控制血糖。大多数指南推荐胰岛素治疗的患者需要每天至少3次的血糖监测,当然可根据不同的治疗制订个体化的监测方案。

(1)胰岛素强化治疗(多次胰岛素注射或胰岛素泵)患者的血糖监测方案

在治疗开始阶段应每天监测血糖5~7次,建议涵盖空腹、三餐前后、睡前血糖。如有低血糖表现需随时测血糖。如出现不可解释的空腹高血糖或夜间低血糖,应监测夜间2~3点血糖。达到治疗目标后每日监测血糖2~4次,主要涵盖空腹、睡前血糖,必要时测餐后血糖(表5.3)。

表5.3 多次胰岛素注射治疗患者的血糖监测方案举例

血糖监测	空腹	早餐后	午餐前	午餐后	晚餐前	晚餐后	睡前
未达标	X	X		X		X	X
已达标	X				X	X	X

注:X,需测血糖的时间

(2)基础胰岛素治疗患者的血糖监测方案

使用基础胰岛素的患者，在血糖达标前，每周监测3天空腹血糖，每2周复诊1次，建议复诊前1天加测5个时间点血糖；在血糖达标后每周监测3次血糖，即空腹、早餐后和晚餐后血糖，每月复诊1次，建议复诊前1天加测5个时间点血糖(表5.4)。

表5.4　基础胰岛素治疗患者的血糖监测方案

血糖监测	空腹	早餐后	午餐前	午餐后	晚餐前	晚餐后	睡前
未达标							
每周3天	X						
复诊前1天	X	X		X		X	X
已达标							
每周3次	X	X				X	
复诊前1天	X	X		X		X	X

注:X,需测血糖的时间

(3)每天2次预混胰岛素治疗患者的血糖监测方案

使用预混胰岛素的患者，在血糖达标前，每周监测3天空腹血糖和3次晚餐前血糖，每2周复诊1次，建议复诊前1天加测5个时间点血糖；在血糖达标后每周监测3次血糖，即空腹、晚餐前和晚餐后血糖，每月复诊1次(表5.5)。

表5.5 每日2次预混胰岛素注射患者的血糖监测方案举例

血糖监测	空腹	早餐后	午餐前	午餐后	晚餐前	晚餐后	睡前
未达标							
每周3天	X				X		
复诊前1天	X	X		X		X	X
已达标							
每周3次	X				X	X	
复诊前1天	X	X		X		X	X

注:X,需测血糖的时间

4.静脉药物与胰岛素配伍禁忌

胰岛素是由A、B两条肽链组成的酸性蛋白质,两条链之间通过两个二硫键以共价相连,可被胃肠消化酶所破坏,故口服无效。

普通胰岛素未经结构修饰或添加剂处理,为无色澄明液体,通常皮下注射使用,特殊情况下也可静脉注射或肌内注射,是目前临床唯一可以静脉滴注的胰岛素制剂[16]。

(1)胰岛素的载体溶剂

胰岛素等电点是pH值介于5.34~5.45,其降解机制有脱酰胺反应和聚合反应2种,因此,0.9%氯化钠注射液(pH值为4.5~7.0)、5%或10%葡萄糖注射液(pH值为3.2~5.5)、葡萄糖氯化钠注射液(pH值为3.5~5.5)、右旋糖酐(pH值为3.5~6.5)、能量合剂(pH值为5.5)、全胃肠外营养药(pH值为5.0~

6.0)等均可作为载体溶剂。但偏酸性和偏碱性溶液均不宜作为载体溶剂,如5%碳酸氢钠注射液(pH值为7.5~8.5)、20%甘露醇(pH值为4.5~6.5)为超饱和溶液,加入任何药物均易结晶,不宜作为溶剂;亚硫酸盐可导致胰岛素的二硫键断裂,目前临床使用的复方氨基酸(pH值为5.5~7.0)有部分品种加入焦亚硫酸钠或亚硫酸氢钠作为抗氧化剂,含量一般为0.015%~0.050%,不可作为溶剂使用。

(2)胰岛素与抗肿瘤药物的配伍禁忌

可配伍的抗肿瘤药物有环磷酰胺、甲氨蝶呤、氟尿嘧啶、柔红霉素、博来霉素和放线菌素D等。据报道,表柔吡星、柔红霉素、吡柔比星、奥沙利铂、卡铂等与胰岛素在5%葡萄糖注射液中配伍稳定。此方法是经验性配伍用药或在实验条件下的观察结果,而在临床实际应用中配伍是否适当及输液是否安全尚不能确定。

(3)胰岛素与抗感染药物的配伍禁忌

亚胺培南含有巯基,两性霉素B偏碱性(pH值为7.2~8.0),培氟沙星、氟罗沙星等因分子结构的原因,静脉滴注时需以葡萄糖注射液为溶剂,但均与胰岛素有配伍禁忌。另外,药品说明书已注明需要单独输注的药物,也不可与胰岛素配伍使用,包括头孢曲松钠、左氧氟沙星、伏立康唑、米卡芬净、卡泊芬净、阿昔洛韦、喷昔洛韦和膦甲酸钠等。

(4)胰岛素与中药注射剂的配伍禁忌

中药注射剂是指批准文号为“国药准字Z”类的注射制剂。中药注射制剂成分复杂,由于受生产工艺的限制,大多数中药注射制剂中含有的蛋白质、生物大分子等具有抗原性或半抗原性物质,与胰岛素配伍使用可引起过敏反应,严重者可危及生命。因此,中药注射制剂应单独使用,严禁混合配伍,谨慎联合用药,与包括胰岛素在内的任何药物均不得混合使用。

(5)胰岛素与其他注射用药物的配伍禁忌

含巯基的药物会与胰岛素的二硫键相互作用,使胰岛素结构改变(二硫键断裂),触发免疫反应,产生胰岛素自身抗体(IAA),降低胰岛素生物活性而影响血糖水平。临床常用的具有巯基结构的注射药物有美司钠、谷胱甘肽、甲巯丙脯酸、硫普罗宁和亚胺培南等。硫辛酸为B族维生素,其本身不含巯基,但在体内可代谢为含巯基的二氢硫辛酸,故亦为配伍禁忌。

亚硫酸盐、半胱氨酸等具有较强还原性的药物常以辅料成分加入某些注射制剂中作为抗氧化剂,胰岛素的二硫键可因其还原作用断裂而产生降解。这些药物包括以焦亚硫酸钠或亚硫酸氢钠为辅料的硫酸庆大霉素、硫酸阿米卡星、依替米星、氯霉素、甲氧氯普胺、复方甘草酸苷、依达拉奉、硫辛酸、维生素K_1、维生素C、酚磺乙胺、地塞米松磷酸钠、长春西丁、复方氨基酸等注射剂,以及含有半胱氨酸结构或成分的谷胱甘肽、奥曲肽、依达拉奉、注射用复合辅酶等。

胰岛素只应加入已知具有相容性的混合液中，有些不很明确的自然来源物质有可能含有蛋白质分解酶的杂质，因此，不应与胰岛素相混合，包括一些白蛋白制剂、全血和血浆及部分生物制剂。如注射用尿激酶是一种能激活纤维蛋白溶酶原的酶（辅料包括人血白蛋白），尤瑞克林（人尿激肽原酶）也是一种蛋白水解酶，脑蛋白水解物注射剂、水解蛋白也应单独使用。

有文献报道，在胰岛素与含钙制剂的混合液中，由于 Ca^{2+} 的存在，有利于胰岛素六聚体的形成，单体减少而延缓胰岛素吸收，但不存在胰岛素与 Ca^{2+} 或 Zn^{2+} 之间的配伍禁忌，因此，胰岛素与氯化钙、葡萄糖酸钙、复方氯化钠注射液、复方乳酸钠注射液等含钙制剂可以配伍，但应尽量避免胰岛素因 Ca^{2+} 而延缓药效，所以不建议配伍。

药品说明书已注明“不应与任何其他药物混合使用”的注射用药物，应单独使用，包括普通胰岛素在内的任何药物均不可与之配伍使用。

二、做好临床质量控制

（一）组织架构

成立院科两级质量控制小组，院内质量控制小组最好由院胰岛素注射小组负责，其成员可为各科室培养的联络护士；科内质量控制由护士长或科内指定负责人负责，最好科内配备2～3名护理人员参与质量控制。

（二）管理职责

1. 院内胰岛素注射小组负责制订质量检查标准及检查计划，并对检查中发现的问题及时分析、反馈、整改；

2. 制订院内糖尿病药物注射的规范及流程；

3. 做好与注射相关不良事件的总结、分析及反馈；

4. 收集、整理与注射相关的特殊病例，定期汇报。

（三）质量控制内容

1.相关管理制度的制订与落实

制度是保证质量的前提和基础，建立制度才可保证相关工作有章可循，规范时有相应的依据和标准。相关制度如安全用药管理制度、科室备用基数注射药品管理制度等。

（1）安全用药管理制度

1）使用时严格执行查对制度；

2）严格按照胰岛素注射技术规范执行操作；

3）患者个人注射药物交护士统一管理，标明患者信息，标识清晰；

4）识别降糖注射药物的各种风险因素，如剂型、注射时间以及低血糖、过敏反应、水肿、视物模糊等不良反应；

5)胰岛素注射笔用针头或胰岛素专用注射器必须一次一换,不得重复使用,胰岛素注射笔芯一人一管,不得混用;

6)制订预防及处理风险事件的措施,如低血糖处理流程等;

7)对风险事件进行讨论、记录、跟踪分析;

8)对患者按照医嘱要求的用法、用量进行给药,不能在该药品有效期内使用完的,到期后不得继续使用。

(2)科室备用基数注射药品管理制度

1)科室备用药品使用严格遵循“先进先出”和“近效期先出”的原则;

2)科室备药专人管理,定点放置,保持固定基数,用后督促医生及时开医嘱,每班清点、交接,并登记;

3)每天常规检查所储存药品的有效期,若有效期在3~6个月内的最好进行色标,明确标识;

4)备用药品务必放置在冰箱冷藏室内保存;

5)过期药品应严格管理,及时监督销毁,防止流出医院,做好记录。

(3)胰岛素泵院内应用巡视制度[17]

1)严格交接班:交接内容包括泵的工作状态,餐前量及基础量设置是否正确,剩余药量、电量等,针头有无脱落,部位有无红肿渗出等;

2)及时注射餐前大剂量,并指导患者按时进餐,观察患者进食情况，如进食量有明显变化，通知医生做相应处理；

3）机器报警时及时处理；

4）若患者血糖有特殊改变，如异常升高，或持续血糖高水平，应先检查泵是否正常工作及有效输注，排除故障后再汇报医生做相应处理；

5）带泵期间按照护理规范更换注射部位，据医嘱及时更换胰岛素药液，同时做好相关记录。

2.药品的储存制度

（1）按照储存条件存放。未开启的胰岛素应放置于医用冰箱冷藏室（2℃～8℃）保存，避免冷冻和阳光直射，防止反复震荡。开启后的胰岛素应室温（<25℃）保存，并注明开瓶日期、时间，在未被污染的情况下，其有效期控制在说明书描述期限内。启用后存放在冰箱内的胰岛素，需在室温环境中放置30～60 min后方可使用；

（2）住院患者的注射药物及用品交由护士统一管理，注明床号、姓名、药物名称、规格、存放日期；

（3）按照高危物品保管制度进行保管，定点放置，不得与其他药品混放。

(四)胰岛素泵使用质量控制流程

1.科内胰岛素泵使用质量控制流程(内分泌科专用)

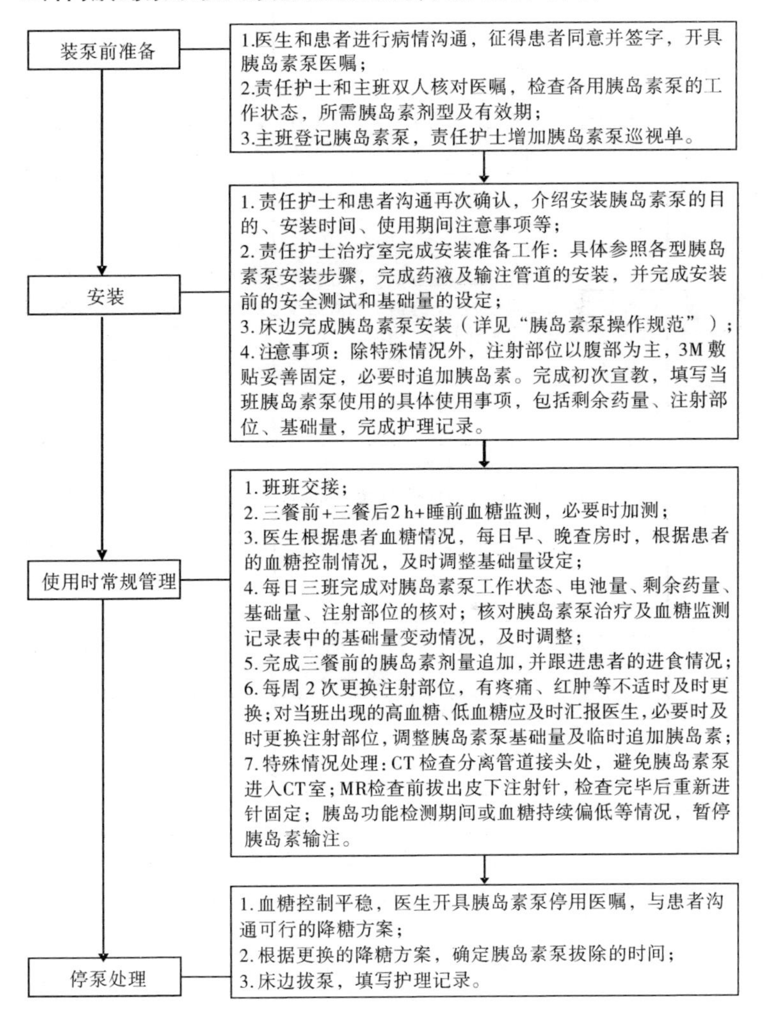

2.科外胰岛素泵交接质量控制流程

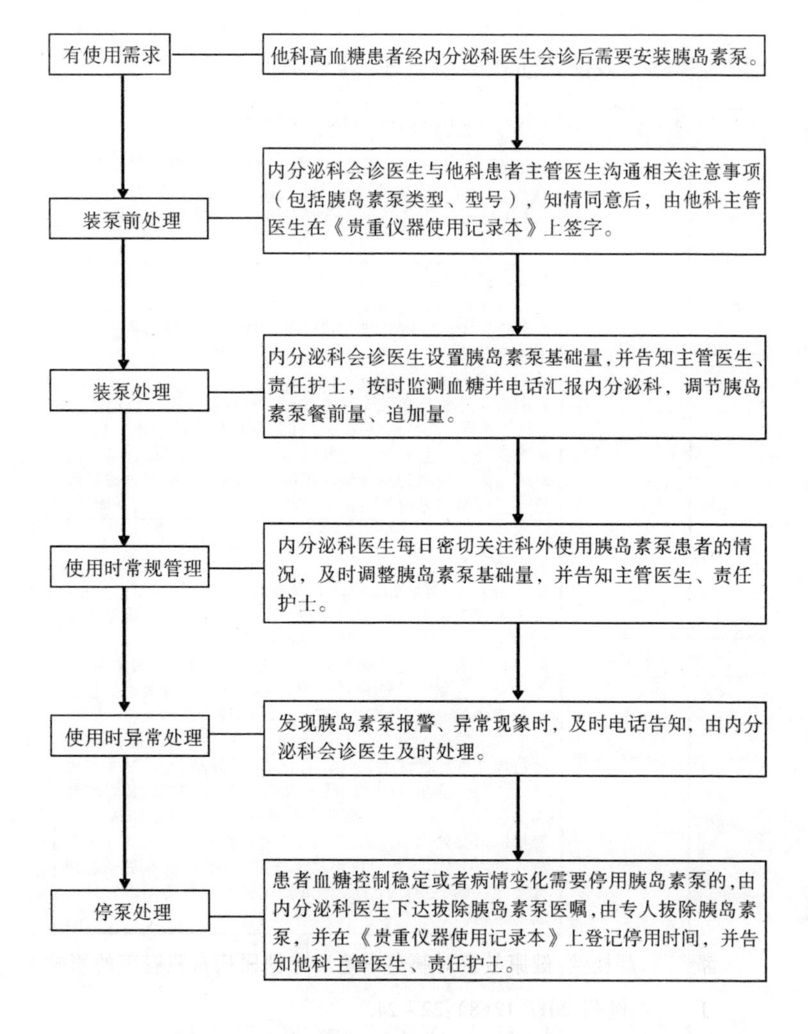

（胡玉华 徐晶晶 周惠娟 欧青 编著 许洪梅 校对）

参考文献

[1] Ji L, Su Q, Feng B, et al. Structured self-monitoring of blood glucose regimens improve glycemic control in poorly controlled Chinese patients on insulin therapy: results from COMPASS [J/OL]. J Diabetes, 2017,9(5):495-501.

[2] 郭晓蕙, Pavika Jain,于忱非. 中国2型糖尿病患者教育的长期成本效果评估[J]. 中华糖尿病杂志,2012,4(2):81-84.

[3] 李艳萍. PDCA循环在心内科胰岛素注射质量管理中的应用[J]. 国际护理学杂志,2014,11(33):3223.

[4] 吴欣娟,张俊华. 护士长必读[Z]. 北京:人民卫生出版社,2013:2,52,77.

[5] 金英淑. 关于胰岛素注射患者的护理风险管理研究[J]. 中国医药指南,2014,(28):325-325.

[6] 郑宝玲. 胰岛素不同注射方式治疗糖尿病的护理风险分析[J]. 河北医药,2011,12(24):10.

[7] 禹媛华. 健康教育对胰岛素笔治疗糖尿病自我管理的影响[J]. 中外医学研究,2017,15(2):150-151.

[8] 王裕丽,滕培娜,刘芹,等. 糖尿病患者胰岛素注射自我管理调查与分析[J]. 齐鲁护理杂志,2014,20(17):59-60.

[9] 肖渝. 糖尿病患者胰岛素注射自我管理调查与分析[J]. 中外医药研究,2018,11(21):176.

[10] 郝广英,郝桂兰. 健康教育对胰岛素笔治疗糖尿病自我管理的影响[J]. 首都医药,2011,12(8):22-24.

[11] 李晶. 移动医疗在糖尿病管理中的应用[J]. 国际内分泌代谢杂志,

2015,3(35):121 - 123.

[12]中华医学会糖尿病分会. 中国糖尿病患者胰岛素使用教育管理规范[M]. 天津:天津科学技术出版社,2011:95 - 96.

[13]中华糖尿病杂志指南与共识编写委员会. 中国糖尿病药物注射技术指南(2016 年版)[J]. 中华糖尿病杂志,2017,9(2):79 - 105.

[14]中华医学会糖尿病学分会. 中国糖尿病运动指南[M]. 北京:中华医学电子音像出版社,2012.

[15]中华医学会糖尿病学分会. 中国血糖监测临床应用指南(2015 年版)[J]. 糖尿病天地(临床), 2016, 10(5): 205 - 218.

[16]李嘉茵,王向东. 医院静脉用药调配中心普通胰岛素输液配伍禁忌分析[J]. 中国药业,2017,26(16):93 - 95.

[17]中国医师协会内分泌代谢科医师分会,中华医学会内分泌学分会,中华医学会糖尿病学分会. 中国胰岛素泵治疗指南节选[J]. 糖尿病临床,2014(9):408 - 409.

索　引